내 친구가 산부인과 의사라면
이렇게 물어볼 텐데

내 친구가 산부인과 의사라면
이렇게 물어볼 텐데

1판 1쇄 발행 2019. 9. 23.
1판 2쇄 발행 2022. 8. 10.

지은이 류지원

발행인 고세규
편집 길은수 **디자인** 박주희
발행처 김영사
등록 1979년 5월 17일(제406-2003-036호.)
주소 경기도 파주시 문발로 197(문발동) 우편번호 10881
전화 마케팅부 031)955-3100, 편집부 031)955-3200 | **팩스** 031)955-3111

값은 뒤표지에 있습니다.
ISBN 978-89-349-9863-1 03510

좋은 독자가 좋은 책을 만듭니다.
김영사는 독자 여러분의 의견에 항상 귀 기울이고 있습니다.

홈페이지 www.gimmyoung.com   블로그 blog.naver.com/gybook
인스타그램 instagram.com/gimmyoung   이메일 bestbook@gimmyoung.com

내 친구가
산부인과 의사라면
이렇게 물어볼 텐데

산부인과 전문의 **류지원**

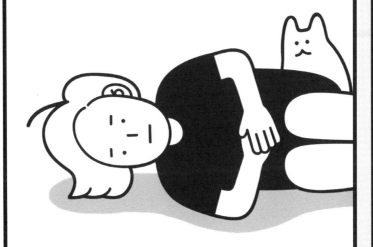

김영사

프롤로그

　어느 날, 아무런 준비가 되지 않은 상태인데 몸에서 피가 나왔다. 초경이었다. 부모님께 말하지 못하고 계속 혼자 끙끙 속 앓이했다. 부끄럽고 이상했다. 어디서 이런 피가 나오는지, 왜 나오는지 전혀 알 수 없었다.

　한 달에 한 번, 어김없이 찾아오는 월경 때마다 꽤나 불편하고 민망했다. 월경혈이 샐까 봐, 혹여나 주변 사람들이 내가 생리하고 있다는 사실을 알게 될까 봐 걱정하곤 했다. 왜 하필 여성으로 태어나서 매달 이런 고통스러운 시간을 맞아야 하는지 한탄하기도 했다. 그러다 이불에 핏자국을 선명하게 남긴 날, 왜 말하지 않았냐는 꾸짖음과 함께 이불이 엉망이 되었다고 엄마에게 혼났던 기억이 선명하다. 그 후 월경은 어영부영 자연스럽게 일상으로 스며들었고 그간 내 월경 라이프가 어땠는지 신경 쓰지 않았다. 매번 변하고 생동하는 내 몸의 변화를, 직접 목격하고 느끼는 기간이건만 아무 생각 없이 불편해하기만 한 채로 그 기간을 보내버렸다.

그리고 산부인과 의사가 되어 진료실에서 나와 같은 여성들을 만나게 되었다. 분명 이상하다고 느끼거나 고민이 있었을 텐데, 너무 늦게 병원을 찾는 사람이 꽤 많았다.

아랫배 통증을 지속적으로 느꼈지만 부인과 진료를 망설이는 바람에 뒤늦게 난소 주변의 농양을 발견한 여성. 자궁경부암 예방백신을 치료 주사로 착각해 자궁경부 세포진細胞診, Cytodiagnosis 검사(자궁경부나 질에서 떨어져 나온 세포를 통해 비정상적인 세포 여부를 확인하는 검사)에서 이상소견이 나왔는데도 한참 뒤에 병원을 찾은 여성 등. 가족이나 친구에게 자신의 증상이나 상황을 편하게 이야기하고, 부인과 진료를 좀 더 빨리 받았나면 이런 문제를 충분히 피할 수 있었을 것이다. 하지만 많은 이들이 부인과와 관련된 문제를 말하기 꺼려하고, 산부인과를 웬만해선 찾고 싶지 않아 한다.

다이어트나 화장법 같은 정보는 넘쳐나는데, 정작 여성의 몸에서 일어나는 이야기는 불편한 것으로 치부되기도 한다. '자궁경부암 검진을 받았다' 혹은 '부인과 진료를 받아본 적이 있다'라는 말을 화제로 꺼내기에 아직도 부끄러움을 느끼는 경우도 많다.

만 20세가 넘으면 2년에 한 번 자궁경부암 검진을 무료로 받도록 국가에서 지원하고 있다. 반드시 받아야 하는 중요한 검사인데도, 많은 여성이 이를 모르고 있다. 어쩌면 알면서도 부인과 진료를 받는다는 것에 대한 거부감이 커서 받지 않는지도 모르겠다.

나는 일터가 산부인과이고 매일 부인과적인 고민을 접하기에 이런 고민과 다양한 증상 등이 참 당연하고, 흔하고, 있을 법하다고 느낀다. 그래서 거리낌 없이 표현하고 이야기할 수 있다. 하지만 분명 나도 20대 때에는 누구에게도 부인과와 관련된 고민을 쉽게 털어놓지 못했다. 엄마에게조차 말이다. 그래서 날 충분히 보호하지 못했다.

친구들끼리 나누는 채팅방에서 '카더라'처럼 퍼지는 경험담 말고, 있는 그대로의 사실에 입각해서 좀 더 객관적으로 내 몸의 증상을 살펴 볼 필요가 있다.

이 책은 크게 3부로 구성되어 있다. 1부는 가장 흔하게 받는 질문을 중심으로 관련 내용을 설명해보았다. 2부는 자궁과 난소, 월경, 피임 등 부인과 관련 몸 구조와 질병에 대한 설명들 위주로 필요할 때마다 찾아볼 수 있게 구성했다. 3부는 산부인과 진료실에서 받는 검사 종류와 그런 검사를 받는 이유 등을 명쾌하게 풀어내고자 했다.

나와 같은 고민을 하는 여성과 나와 같은 의문을 가진 여성이 많다는 걸 알기에, 여성이라면 누구나 겪을 수 있는 다양한 증상과 궁금증에 대해 편하게 이야기해보고 싶었다. 알지 못하면 아무것도 보이지 않지만 알게 되면 자연스레 보이고 보이면 더 아끼고 소중히 할 수 있다. 우리 몸이 그렇다. 우리 몸에서 보내는 신호를, 자연스러운 변화를, 내 친구에게 건네듯 이야기해보고 싶다.

일러두기

1. '월경'이란 표현을 기본으로 표기하되 '생리통' '생리대'와 같이 월경으로 대체하였을 때 어색한 합성어에는 '생리'라는 표현을 사용하였습니다.
2. 책에 표기된 나이는 모두 만 나이입니다.
3. 대체할 표현이 없는 '가임기 여성' '처녀막'이라는 표현을 불가피하게 사용하였습니다.

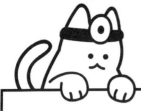

CONTENTS

외성기의 구조입니다.
각각의 명칭은 무엇일까요?

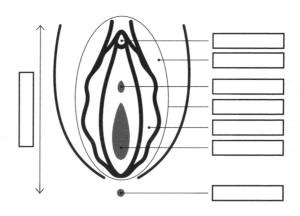

자궁과 난소, 질의 구조입니다.
각각의 명칭은 무엇일까요?

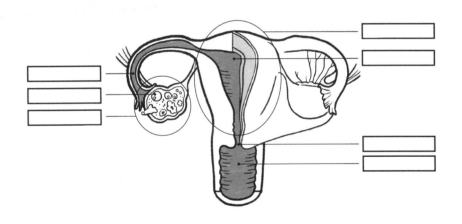

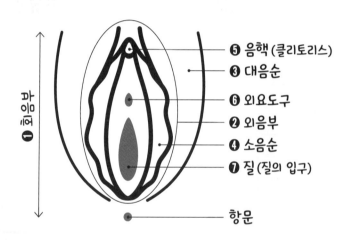

❺ 음핵 (클리토리스)

❸ 대음순

❻ 외요도구

❷ 외음부

❹ 소음순

❼ 질 (질의 입구)

항문

외음부 ❶

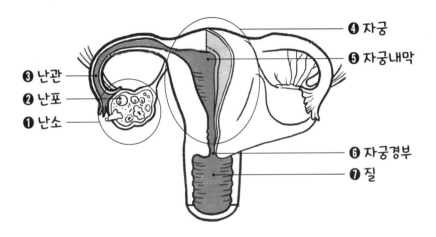

❸ 난관 — ❹ 자궁

❷ 난포 — ❺ 자궁내막

❶ 난소 —

❻ 자궁경부

❼ 질

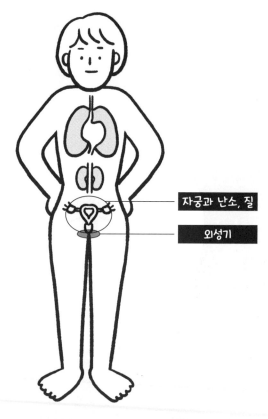

자궁과 난소, 질

외성기

들어는 봤지만 제대로 알지 못하는 명칭들.
생물학 지식이 아닌, 우리 몸 건강을 위한 상식으로 꼭 알았으면 합니다.

산부인과에선 임신과 출산, 부인병과 관련된 생식기 질환과
여성호르몬 이상으로 인한 증상을 다룹니다.
소중한 나의 몸, 더욱 관심을 갖고 건강하기 위해 미처 알지 못했던
흥미로운 산부인과 상식을 하나둘 같이 이야기해볼까요?

외성기	**❶ 회음부**會陰部. Perineum : 성인의 경우 음모가 나 있는, 허벅지 사이의 넓은 부위. 여성과 남성 모두의 신체에 있으며 여성의 회음부는 외성기(질, 요도)부터 항문 위쪽까지, 남성의 회음부는 음낭과 항문 사이다. **❷ 외음부**外陰部. External genital : 드러나 있는 생식기 부분으로 대음순, 소음순, 음핵, 질의 입구(질구), 외요도구 등으로 구성된다. 이 역시 여성과 남성 모두에게 쓰이는 표현으로 남성의 외음부는 음경과 음낭이다. **❸ 대음순**大陰脣. Labia majora : 여성 외음부의 바깥 테두리를 이루며 좌우로 갈라진 부분으로 성인의 경우 음모가 나 있다. 이것을 열면 소음순과 음핵이 보인다. 남성의 대음순은 음낭이다. **❹ 소음순**小陰脣. Labia minor : 대음순 안쪽에 있는 얇은 피부로, 음모가 없으며 개인마다 모양새나 크기, 색깔 등이 모두 다르다. **❺ 음핵(클리토리스)**陰核. Clitoris : 소음순 위 앞쪽 끝에 작고 긴 돌기처럼 나와있는 부위이다. 남성에게 음핵은 음경에 해당한다. **❻ 외요도구**外尿道口. External urethral orifice : 요도가 끝나는 부분으로 소변이 바깥으로 배출되는 구멍이다. **❼ 질구**膣口. Vaginal opening : 질의 입구로 이를 벌렸을 때 질 내부와 자궁 입구인 자궁경부를 눈으로 확인할 수 있다.
난소	**❶ 난소**卵巢. Ovary : 난자를 만들고 내보내며 에스트로겐, 테스토스테론과 같은 성호르몬을 분비하는 여성의 생식기관. **❷ 난포**卵胞. Ovarian follic : 난자를 품고 있는 주머니 모양의 구조로, 원시난포에서 발육난포, 그 다음 성숙난포로 변한 뒤 배란하게 된다. **❸ 난관(나팔관)**卵管. Oviduct : 자궁과 난소를 연결하는 관. 남성의 정자가 난소에서 배란된 난자와 난관에서 만나 수정이 이루어지며, 수정란이 난관을 통해 자궁으로 이동하면 임신이 된다.
자궁	**❹ 자궁**子宮. Uterus : 수정란이 착상해 태아가 성장하는 공간. **❺ 자궁내막**子宮内膜. Endometrium : 자궁의 내벽으로 호르몬에 따른 월경주기에 따라 두께가 변해, 월경할 때가 다가오면 두꺼워지고 일부가 떨어져나가며 월경하게 된다. **❻ 자궁경부**子宮頸部. Cervix : 질과 자궁이 이어지는 부분으로 자궁의 입구와도 같다. 질 입구를 벌리면 질벽과 함께 눈으로도 확인할 수 있다.
질	**❼ 질**膣. Vagina : 자궁과 외부를 연결하는 통로. 산성을 유지해서 우리 몸에 좋지 않은 균들이 들어오지 않도록 방어한다.

여성 몸과 관련해
요즘 이런 이야기가 있던데…

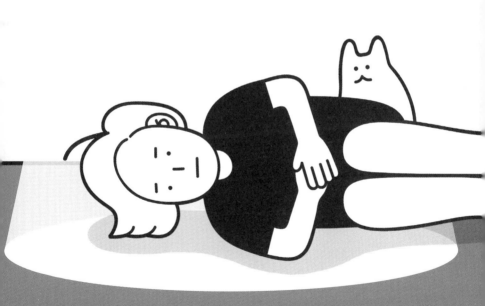

생리컵

일회용 생리대로 인한 환경 문제가 심각하다. 더욱이 생리대 파동으로 유해 성분에 대한 경각심까지 커지며 최근 일회용 생리대의 대체품이 하나둘 각광받고 있다. 그중 하나가 바로 생리컵이다. 아직 낯설긴 하지만, 생리컵의 이점에 대해 이야기해보려 한다.

생리컵은 의료용 실리콘으로 만들어져서 부패하거나 변질되지 않고 반영구적으로 사용할 수 있다. 한 번 사면 열탕 소독해서 계속 쓸 수 있으니 돈도 아끼고 환경도 지킬 수 있다. 또한 비슷한 방법으로 질 안에 삽입하는 탐폰에 비해 독성쇼크증후군Toxic shock syndrome•에 걸릴 확률이 상대적으로 낮다. 탐폰은 흡수제 자체가 세균을 번식할 수 있는 장소로 이용되기도 하기 때문이다.

많은 여성들이 생리대를 착용하고 나면 질 입구와 사타구니 전체가 뻘겋게 부어오르고 간지러운 증상을 호소하는 경우가

• 황색포도상구균이 만드는 독소에 감염이 되거나, 균이 혈관 내로 들어가며 발생되는 증후군. 갑작스러운 발열과 전신적인 홍반성 표피 탈락이 주 증상인 치명적인 질환.

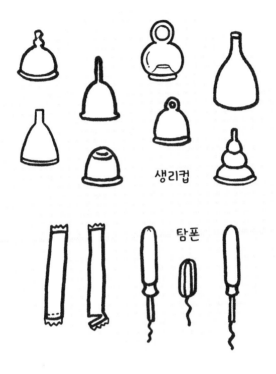

생리컵

탐폰

있다. 이런 사람에게 생리컵은 직접적인 피부자극을 일으키지 않아 좋은 대안이 될 수 있다. 또 컵 안에 피가 담기는 구조이기 때문에 생리대보다 냄새가 덜 나기도 한다.

하지만 생리컵은 우리에게 아직 생소한 것이 사실이다. 우리나라 식약청에서도 2018년에 사용 허가가 나서 이제 막 사용되기 시작했다. 여러 학회에서도 생리컵에 대한 논의가 뜨겁다. 낯설지만 이점이 많은 생리컵, 어떤 점을 주의해야 할까?

손의 위생을 가장 신경 써야 한다. 실리콘 자체에선 균 침투나 증식이 이루어지지 않는다. 즉, 생리컵 자체에 균이 증식할 수 있는 것은 아니고 생리컵을 만지는 손에서 균이 옮을 수 있다. 실제 생리컵을 사용하는 사람들에게서 흔히 나타나는 감염과 그 경로가 주제인 연구가 여럿 있었다. 결과적으로 생리컵을 사용하는 초기 3개월 동안 손에서 흔히 나타나는 대장균이나 황색포도상구균黃色葡萄狀球菌, Staphylococcus aureus이 발견되었다. 점차 생리컵을 쓰는 방법에 익숙해지고 관리가 능숙해지는 사용 후 6개월 시점에서는 손에 의한 균 감염이 현저히 감소되었다. **즉, 생리컵을 삽입하기 전 손을 충분히 깨끗하게 씻고 능숙하게 질에 넣으면 균 감염을 걱정하지 않아도 된다.**

하지만 생리컵은 생리대와 달리 삽입형이라 처음엔 사용하기가 비교적 쉽지 않다. 성경험이 없는 사람들은 생리컵을 처음 삽입할 때 통증을 느낄 수도 있다.

생리대에도 양이 많은 날, 적은 날 등 상태와 필요한 기능에 따라 여러 형태가 있듯, 생리컵에도 운동량이 많은 날 쓰는 생리컵, 월경양이 많은 날 쓰는 생리컵, 초보자가 쓰기 좋은 생리컵 등 그 종류가 여러가지다. 각 종류별 생리컵의 특징을 꼼꼼히 알아보고 선택해야 한다. 또한 사람마다 질의 길이가 각기 다르기 때문에 자신의 질 길이에 적합한 생리컵을 선택해야 한다.

질 안에 삽입하는 것도 아플 것 같아서 무서운데, 나름 까다로운 규칙이 있다니 안 그래도 생소한 생리컵과 인연이 더욱 멀어지는 느낌이 들 수 있다. 하지만 생리컵을 써본 사람들은 하나같이 다시 예전의 축축한 생리대를 사용하지 못한다며 '신세계'라고들 이야기한다.

생리대를 만드느라 잘려나가는 나무와 버려지는 쓰레기, 축축한 생리대에 닿는 내 피부, 생리대를 만드는 종이에 섞여 있는 여러 합성물질들…. 어쩌면 우리 몸에 더 안전한 생리대를 찾는 과정에서 생리컵이 앞으로 더 큰 주목을 받게 되지 않을까 싶다.

생리컵을 쓰면 좋은 점

❶ 한 번 구매하면 일정 기간 계속 쓸 수 있다.
❷ 소독해서 다시 쓸 수 있으니 환경오염이 덜 하다.
❸ 외음부 피부자극이 덜하다.
❹ 질 건조증이 개선될 수 있다.
❺ 월경할 때 냄새가 덜 난다.

생리컵을 쓸 때 주의할 점

❶ 크기, 용량, 강도, 탄성 등 종류가 다양해 고르기가 쉽지 않다.
❷ 통증이 있을 수 있다.
❸ 생리컵 소독과 손 위생에 신경 써야 한다.
❹ 익숙해지기 전까지 사용이 어색하고 불편할 수 있다.

Tip, Tip, Tip

생리대

"산부인과 의사 선생님은 어떤 생리대 쓰세요?"

요즘 들어 자주 듣는 질문이다. 사실 생리대는 의약외품이기
에 산부인과 의사라고 더 잘 알진 못한다. "그때그때 눈에 보이
는 것 써요"라고 다소 싱겁게 답하는 이유다. 월경과 직접적으
로 관계된 일을 하면서도 생리대에는 관심이 없었다. 생리대 파

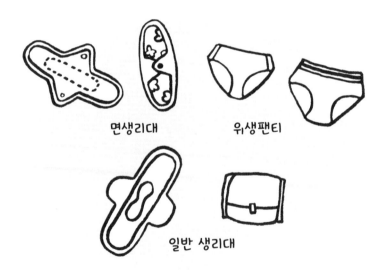

면생리대   위생팬티

일반 생리대

동이 있기 전까지는.

생리대 광고에서는 주로 착용감과 흡수율, 냄새를 잡아주는 기능 등을 강조한다. 생리대에 환경호르몬을 비롯해 어떤 유해 성분이 있는지, 이로 인해 월경불순과 월경양 감소가 생길 수 있는지에 관해서는 신기하리만큼 자료가 없다. 우리나라 식약처나 대한산부인과학회뿐만 아니라 외국의 어떤 기관에서도 생리대가 몸에 미치는 영향에 대해 정확한 결론을 내리지 못한 상태. 점막으로 이루어진 여성 생식기에는 유해물질이 더 쉽

산부인과 의사가 알려주는 생리대 사용법

❶ 월경혈이 샌다면 용량이 적은 생리대를 착용한 것은 아닌지 확인해야 한다. 자세보다 생리대의 용량 때문에 월경혈이 옆으로 새는 경우가 많다.

❷ 월경혈이 많지 않아도 적어도 3~4시간에 한 번은 갈아주어야 한다. 심지어는 거의 묻어나는 정도로 양이 적어도 말이다. 그 이상 생리대를 착용하면 피부자극의 원인이 될 수 있다.

❸ 월경양이 많은 날에는 1~2시간마다 갈아야 월경혈이 잘 새지 않는다.

❹ 월경할 때 자신이 생리대를 몇 개 정도 사용하는지 알고 있는 것이 좋다. 생리대 사용 개수에 따라 월경혈이 늘고 줄어들었음을 알 수 있어 건강 문제를 확인할 수 있기 때문이다.

❺ 생리대를 습한 곳에 오랫동안 보관하면 변질될 수 있다. 건조한 곳에서 밀폐된 용기에 보관하고 유통기한을 꼼꼼히 확인하도록 하자.

Tip, Tip, Tip

게 유입될 수 있는데 말이다.

한 달에 한 번 하는 월경. 대다수의 여성이 겪는 일상으로, 이들에게 생리대는 필수품이나 다름없다. 하지만 그마저도 사용하기 어려운 형편에 놓인 여성도 많다. 여성이라면 대부분 겪어야 하는 것이기에 경제적인 지원이나 월경교육 등 정부·지자체의 관심이 더욱 필요하다. 도움을 요청하거나 어려운 현실이 여성으로서, 의사로서 안타깝고, 슬프다. 앞으로는 여성의 건강이 위협받지 않고 누구나 존중받으며 이 과정을 거칠 수 있길 바란다. 수많은 여성이 건강을 위협받는 환경에 노출된 현실이 안타깝고 슬프다.

브라질리언 왁싱

《아무도 대답해주지 않은 질문들》의 저자 페기 오렌스타인 Peggy Orenstein은 털의 제거는 사적인 공간이 공적인 공간이 되는 것이라고 이야기했다. 다리를 내놓는 옷을 입기 시작하며 다리 털 제모가 유행했고, 겨드랑이가 보이는 슬리브리스sleeveless 패션이 일상화되며 겨드랑이 제모 또한 어느새 당연하게 여겨지고 있다. 몸에 난 긴 털은 좀 더 본능적이고 덜 이성화된 상징으로, 털이 없는 매끄러운 피부는 좀 더 매력적이고 세련된 것으로 표현되고 받아들여지고 있다.

'왜 거기에 털이 났을까?'

•
2차 성징을 하게 되면 성호르몬인 안드로겐의 영향으로 치골 주위의 털이 점점 두껍고 거칠어지며 곱슬곱슬하게 자란다.

머리카락과 속눈썹 등 다른 털을 보며 의문이 든 적은 없는데 사춘기 때 겨드랑이와 외성기에 나는 털을 보며 이상하다고 생각했다. 왜 이런 부위에 털이 나는지, 아름답지도 않고 딱히 역할도 없어 보이는데 말이다. 하지만 의대생이 된 후 알았다. 음모•도

나름의 역할이 있다는 것을.

음모는 마찰로부터 피부를 보호하는 역할을 한다. 털 아래 신경세포로 민감한 감각을 유지하며 모낭과 연결되어 있는 피지분비샘은 피지를 적절히 분비해 피부를 보호해준다.

"브라질리언 왁싱 어떻게 생각하세요?"

"브라질리언 왁싱 해도 될까요?"

최근 들어 음모를 없애는 '브라질리언 왁싱'이 유행하면서 이와 관련해 질문을 많이 받는다. 진료실에서 종종 브라질리언 왁싱을 한 환자를 볼 때도 있고, 왁싱 후 피부자극 증상 때문에 내원하는 환자를 만나기도 한다. 브라질리언 왁싱 후 어떤 점이 좋은지를 물을 때 '깨끗한 느낌'이라는 답변을 가장 많이 듣는다. 소변을 보거나 월경혈이 나올 때 분비물이 음모에 묻지 않아 깨끗하게 관리하는 느낌이 든다고 한다. 혹자는 질염이 예방될 것 같다고도 이야기한다.

하지만 음모를 없앤다고 성병이 예방이 되거나 질병에 덜 노출되는 것은 아니다. 털에 붙어 번식하는 사면발니는 제모하면 확실히 덜 번지겠지만, 반대로 피부를 통해 번져나가는 음부사마귀 Condyloma acuminatum 는 제모가 되어 있는 상태에서 더 빨리 번진다. 사마귀는 피부의 편평상피세포扁平上皮細胞, Squamous epithelium cell *에서 번식하는데 털이 사마귀의 번식을 억제해주기 때문이다.

월경할 때도 음모에 묻어 엉겨 있는 피를 상상하면 털이 없는 것이 더 깨끗해서 건강에 좋은 것 같지만, 정작 음모가 없으면 생리대에 묻은 월경혈에 피부가 직접 닿아 오히려 좋지 않다. 음모가 얇은 그물망 같은 형태로 보호막 역할을 하는 것이다. 실제 브라질리언 왁싱 후 직접적인 피부자극으로 작열감Burning sensation[••]과 소양증搔癢症[•••], 모낭염 등을 호소하는 경우도 종종 있다.

또한 털 자체가 지저분할 거라는 인식이 있다. 더욱이 음모는 곱슬거리기까지 하니 지저분하고 비위생적으로 보일 수 있다. 실제로 과거에는 수술을 하기 전 소독 과정에서 털을 제거하기도 했었다. 균 감염의 위험을 낮추고 수술하는 의사들의 시야 확보를 위해서였다. 하지만 털 제거는 수술 중 감염과 관계가 없는 것으로 최근 밝혀져 시야를 가리지 않을 정도의 제모만 행하고 있다. 긴 음모가 부담스럽다면 제모용 가위로 정리해주면 된다.

깔끔해 보이는 미적 효과가 있더라도 보호막 역할을 하는 음모가 존재하는 것이

[•]
편평하게 생긴 모양의 세포로 피부의 바깥층을 구성하는 세포 종류 중 하나.

[••]
불에 뜨겁게 타는 듯한 느낌이 드는 증상.

[•••]
간지러운 증상.

좋다. 그래서인지 겨드랑이 제모처럼 브라질리언 왁싱이 성인 여성의 당연한 에티켓처럼 받아들여지는 최근 현상이 우려스럽다.

있는 그대로 충분히 아름답고 그 자체로 소중하다.

헤어드라이어와 음모

'헤어드라이어는 머리 말릴 때만 쓰세요!'라는 문구를 본 적 있는가? 공중목욕탕 탈의실에 이 같은 메모가 붙어 있는 것을 보고 피식 웃은 적이 있다. 머리 말고 다른 곳을 말리는 사람들이 얼마나 많으면 이렇게 써 붙였을까, 하고 말이다.

샤워하고 수건으로 몸의 물기를 닦듯, 외성기도 바싹 말리기 위해 헤어드라이어를 사용하는 사람들이 있다. 더욱이 외성기 주변 부위가 통풍이 잘 안 되고 습하면 질염이나 외음부염이 생긴다고 생각하는 사람들은 습관적으로 샤워 후에 헤어드라이어로 음모를 말리기도 한다. 젖은 머리를 제대로 말리지 않으면 비듬이 생기거나 냄새가 나듯 음모도 제대로 말리지 않으면 염증이 생길 수 있다고 생각하기도 한다.

하지만 음모와 머리카락은 다르다. 머리카락은 두껍고 단단한 두피에서 자란다. 반면 음모는 얼굴 피부보다 더 예민하고 연약한 피부에서 자란다. **따라서 그 어느 피부보다 취약한 외성기 피부는 수분층과 유분층이 균형을 이루는 것이 중요하다.** 피부 장벽에 뜨거운 바람이 닿으면 유수분층 균형이 더욱 쉽게 파괴될 수 있다. 온도가 낮거나 세기가 약한 바람으로 설정해 말리면 강하고 뜨거운 바람보단 낫겠지만 그래도 자연건조가 생식기 피부 건강엔 제일 좋다.

그러니 헤어드라이어를 더 이상 외성기에 들이대지 말자. **자연 건조가 제일 좋고, 그럴 수 없다면 수건으로 툭툭 쳐서 물기를 털어 내는 정도면 충분하다.**

질세정제

얼굴을 세안할 때 폼클렌징을 사용하듯, 질도 세정제를 써야 더 깨끗하게 관리되는 것일까? 세정제 없이 물로만 외성기를 닦으면 건강하지 못한 걸까?

"어떤 질세정제가 좋아요?"

"질세정제 꼭 써야 하나요?"

산부인과에도 이런 문의가 많이 들어온다. 넘쳐나는 광고와 마케팅 문구 속에서 세정제에 대한 무수한 정보와 함께 오해도 쏟아진다.

우선 건강한 질 상태부터 알아보자. 질은 항상 젖산균이 열심히 일해서 강한 산성(pH 4.5)을 유지하고 있다. 그 덕에 소변이나 분변, 피부 주변에 있는 잡균이 쉽게 침투하지 못한다. 만약 이러한 환경이 깨지면 주변에 있는 균들이 쉽게 침투하게 된다. 그래서 시중에 나와 있는 제품의 성분을 자세히 보면 '질 내 적정 산도를 맞추는 것'에 초점이 맞추어져 있다. 제품마다 녹차 추출물이나 다른 천연 추출물 등의 성분 차이가 있을 뿐이다. **즉, 세정제는 질 내 산성 환경을 잘 유지시켜줘서 주변에 있는 잡균**

이 침투하지 못하게 하는 역할을 한다.

질세정제를 쓰지 않으면 질염에 걸리게 될까? 실제로 질염이 생겨서 병원을 찾는 분들이 "제가 세정제를 안 써서 그런 건가요?"라고 묻기도 한다. 질 내 적정 산도 유지는 젖산균의 역할이다. 월경하거나, 성관계 등의 외부 접촉이 있으면 이러한 생태계가 깨져버린다. 그래서 성관계 후 또는 월경이 끝나고 난 뒤에 일시적으로 냄새가 나기도 한다.

하지만 우리 몸은 수천만 년 동안 모진 풍파를 견뎌오며 정교하게 진화된 완전체다. 잠시 무너졌던 생태계는 다시금 그 환경에서 새로운 보호막을 만들고 자신에게 주어진 역할을 하게 된다. 젖산균이 이겨내지 못하는 강력한 외부 균이 들어오지 않는 이상, 단순히 산·염도의 변화는 스스로 자연스럽게 극복한다. **따라서 일반적으로 질세정제 없이도 건강한 질 상태를 유지할 수 있다.**

다만, 반복적으로 질염에 노출되었거나, 계속적으로 하혈을 하는 상황 혹은 출산과 같은 특별한 상황일 때는 적정 산도를 보다 쉽게 유지해주는 질세정제가 도움이 될 수 있다. 월경이 끝나고 난 직후나 성관계 후에도 질세정제를 써주면 질 내 적정 산도를 좀 더 빨리 회복하는 데 도움을 받을 수 있다. 항상 모든 과목의 쪽집게 과외만 받던 학생이 그 과외를 안 받으면 아주 쉬운 공부도 스스로 할 능력을 찾지 못하게 되듯, 질세정제를 과하게 많이 쓰면 오히려 젖산균의 자정 능력이 약해지기도 한다. 공부할 때 이해하는 속도가 조금 더디거나 부족한 경우 이를 보충해주는 과외를 받아 성적을 향상하는 것처럼, 질염에 자주 노출되거나 출산 직후 몸이 약해지는 등 상황에 따라서 적절하게 쓰이는 질세정제는 유용할 수 있다.

질세정제, 언제 쓰면 좋을까?

❶ 분만 후 오로가 나오는 시기.
❷ 월경 직후.
❸ 성관계 전후.
❹ 외성기에 냄새가 나거나 간지러움증 등의 불편감
　 이 있을 때.
❺ 재발성 질염이 있을 때.

단, 쓰더라도 주 2~3회 이하로 사용하는 것이 좋다.

Tip, Tip, Tip

월경과 운동

　헬스나 수영 회원권을 끊을 때 돈이 아깝다는 생각이 든 적이 있다. 월경 때문에 한 달에 일주일은 수영할 수 없는데도 3주치가 아니라 4주치 비용을 내야 하니까. 1년치 헬스를 끊으면 결국 약 세 달은 쉬게 되는 셈이다. 월경할 때 늘 하던 운동을 쉬어야 하는지에 대한 고민은 누구나 해봤을 것이다.

　월경할 때 운동을 해도 될까? 결론부터 말하자면 '그렇다'. 월경한다는 이유로 하던 운동을 군이 멈출 필요는 없다. **단, 월경 중에 일어나는 몸의 변화를 잘 살피고 컨디션에 따라 운동 강도를 조절할 필요는 있다.**

　월경할 때 자궁으로 많은 양의 혈액이 유입되는 과정에서 아랫배가 배구공처럼 부풀고 빵빵해지는 불편감을 느낀다. 급격스러운 자세 변화 시 이러한 불편감이 통증으로 느껴지기도 한다. **따라서 복부팽만감이 심한 날에는 배에 힘을 계속 줘야 하는 필라테스나 빠르게 달리기 등 배에 자극이 되는 운동은 피하는 것이 좋다.**

　아주 건강한 체질이 아니라면 대부분의 여성은 월경기간에

어지러움과 전신쇠약감을 일시적으로 느끼게 된다. 월경혈 역시 몸 안의 피가 빠져나가는 것이기에 양이 많을 때는 이를 감안해서 체력 소모가 강한 운동은 강도를 낮춰 하거나 잠시 쉬어가도 된다. 사이클을 타는 것과 같은 종류의 운동을 하면 외음부에 너무 많은 압력을 가해지기 때문에 자칫 피부자극 증상을 악화시키거나 통증으로 이어지기가 쉽다.

운동은 무엇보다 꾸준히 하는 것이 중요한데, **나의 컨디션에 맞게 운동의 강약을 조절할 수 있어야 가능하다.** 월경 때문에 한 달에 한 번 컨디션 난조가 찾아오는 것이 좀 억울하지만, 한 박자 쉬어야 두 발자국 앞으로 나갈 수 있다는 말을 되새기며 끝까지 운동을 놓지 않기를 바란다.

보정속옷

'숨 막히는 아름다움.'

보정속옷을 입어본 느낌을 한마디로 표현하면 이랬다. 갈비뼈 아래부터 허벅지 중간까지. 튀어나온 살들을 보정속옷이 타이트하게 잡아주니 없던 라인도 살아나고 처진 엉덩이도 업되는 것 같았다. 하지만 답답하고 숨이 막혔다. 가격도 놀랄 정도로 비쌌다.

하지만 숨이 막힐지언정 아름다워지고 싶은 사람들이 있기마련이다. 더욱이 "보정속옷을 입으면 자세 교정이 된다" "보정속옷이 허리를 바로 세워 요통에 좋다"는 말에 혹해 보정속옷을 입는 경우도 종종 봤다. 심지어 "보정속옷을 입으면 실제로 뱃살이 빠진다"는 말까지 들어봤다. 아마 너무 답답하고 불편해서 음식을 잘 못 먹어서 강제로 다이어트가 되는 것일 텐데. 아름다워지고 싶은 마음은 어찌할 수 없으나, 이왕 입는 것알고 입었으면 좋겠다. 산부인과적으로 보정속옷은 좋지 않다는 것을.

보정속옷을 입으면 복부에 강한 압박이 가해져서 자궁과 골

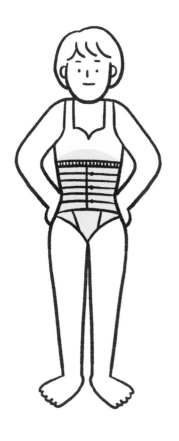

골반에 있는 정맥혈관이 늘어나 혈액이 정체되는 증후군으로 만성적인 골반 통증의 원인이다.

반 내 혈액순환이 잘 되지 않는다. 자칫 만성적으로 골반울혈증후군骨盤鬱血症候群, Pelvic congestion syndrome ˙으로 이어지고 이는 종종 만성적인 골반 통증으로 나타난다. 또한 생리통이 심해질 수도 있다. 보정속옷이 피부에 압박을 가하고 있는 상태가 지속되면 특히 사타구니나 회음부처럼 예민한 곳의 피부에는 쉽게 간지러움증이나 따가움증이 생길 수 있다. 또한 통풍도 잘 안 되니 땀이 잘 배출되지 못해 습해지고 곰팡이균에 쉽게 감염될 수도 있다. 물론, 보정속옷을 입는 모든 사람이 이렇다는 것은 아니다. 하지만 분명히 말할 수 있는 것은, **복부와 회음부에 강한 압력이 지속적으로 가해지는 것은 분명 좋지 않다는 점이다.**

특별한 날, 보정속옷을 잠깐 입을 순 있다. 하지만 오랜 시간 지속적으로 입기 전에 한번 생각해봤으면 좋겠다. 보정속옷이 내 몸에 어떤 영향을 미칠지 말이다.

자위

초등학교 시절 학교 뒷골목에서 남자 성기 모양의 낙서를 본적이 있다. 그러한 낙서는 놀이터에서도 종종 보이고 심지어는 교실 책상에서도 보였다. 남자아이들은 왜 자기 성기를 이렇게 여기저기에 그려 놓았을까? 남자아이들은 성기 모양 그림을 보고 재밌어하며 펄쩍펄쩍 뛰었고, 여자아이들은 그 그림을 봐도 민망해서 못 본 척하고는 했었다.

과거에 남자는 끓어오르는 성욕을 주체하지 못하고 본인의 욕구를 표현할 때 남성성을 인정받았다. 반면 여성은 사춘기 시절 성교육 시간에조차도 자궁과 난소에 대해서만 배울 뿐 질과 회음부에 대해서는 자세한 설명을 듣지 못하고, 임신과 출산이 여성 성교육의 전부인 것처럼 배우곤 했다. 나조차도 월경을 시작하고 나서야 질이라는 게 내 몸에 있다는 걸 처음 알았고, 사춘기가 되고 나서야 질이 왜 있는지 알게 되었다. 자연스럽게 여성의 성적 욕구와 쾌감은 무시받아도 되는 부분으로 여겨졌고, 성적 욕구가 충만하고 쾌감을 좇으면 밝히고 이상한, 건강하지 않은 여성으로 받아들여졌다. 하지만 건강한 성생활을 지속적으로 이어가려면 여성도 스스로 성적 즐거움을 느끼고 알아야 한다.

"좋지도 않은데 좋은 척했어."

성관계할 때 연기했다는 친구의 이야기다. 친구뿐만 아니라 많은 여성들이 성관계할 때 어떻게 해야 자신이 쾌감을 느끼는지 제대로 알지 못해 흥분한 척 연기하는 경우가 적지 않다. 성관계는 한쪽 성만을 위한 것이 아닌데도 말이다.

성적인 쾌감을 못 느끼는 것은 의학에서 질병으로 분류된다. 성욕이 저하되어 있는 것 역시 의학에서 질병으로 분류된다. **따라서 성적 쾌감을 느끼는 것은 지극히 정상적이며, 스스로 성감대를 찾고 성적 쾌감을 느끼는 자위 역시 자연스러운 현상이다.** 오히려 이러한 성에 대한 적극적인 이해는 성적 자기결정권을 형성하며 성적 쾌감을 얻는 데 도움이 된다.

하지만 남성들에 비해 여성은 자위 방법을 모르는 경우가 많다. 남성이 귀두 자극으로 성적 흥분감을 느끼듯이 여성도 음핵(클리토리스) 부위를 자극하면 성적 흥분감을 느낀다. 손이나 기구를 삽입해 음핵을 자극해볼 수 있다. 여러 시도를 통해 본인에게 맞는 성적 자극을 찾아보면 된다. 이를 통한 성적 기쁨의 경험은 건강하고 올바른 성적 욕구를 형성해주고 이는 건강한 성생활로 이어질 수 있다.

　나의 성적 욕구와 쾌감에 대해 관심을 갖지 못한 채 연인과의 관계 유지만을 위해 성생활을 하는 경우가 있다. 이런 경우 성생활은 즐겁고 소중한 시간이 아닌 통증과 부담감으로 다가올 수밖에 없다. 상대방과의 상호작용으로 이루어지는 성적 접촉을 하려면, 누구보다도 내가 나에 대해서 더 잘 알고 있어야 한다. 지피지기면 백전백승이라는 말이 여기서도 통한다. 내 쾌감을 알아야 상대와 우리 관계도 더 잘 알 수 있다.

주의사항

여성의 생식기는 점막으로 덮여 있어 상처가 나기 쉽기에 손과 자위기구 위생에 신경 써야 한다.

Tip, Tip, Tip

1부

왜
이런 증상이
나타나는 거지?

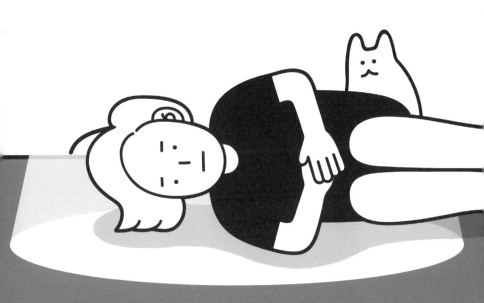

월경을 안 해요

월경주기가 규칙적이어서 때 되면 칼 같이 하곤 했는데 이번 예정일에 월경이 시작되지 않는다. 살짝 의아했지만 크게 걱정하진 않았다.

하루 이틀 늦어질 수 있다고 생각해서 기다려보는데 어느덧 일주일이 흘렀다. 어떻게 해야 할까?

흔히들 경험하는 상황이다. 규칙적이던 월경이 갑자기 할 기미조차 보이지 않는 경우, 우리는 무엇을 가장 먼저 고민해야 할까?

❶ 임신 가능성 살피기

가장 먼저 고려해야 할 점은 임신 가능성이다. 성관계가 한 번이라도 있었다면, 아무리 피임을 했어도 임신의 원인이 될 수 있으니 임신테스트를 해보는 것이 좋다. 수없이 말하지만 백 퍼센트 확실한 피임법은 없기 때문이다.

❷ 몸 상태 살피기

임신이 아니라면, 몸 상태를 살펴보자. 우리 몸이 극심한 스트레스에 노출되거나 영양상태가 좋지 않으면 배란이 잠시 미뤄지기도 한다. 몸 상태가 다시 좋아지면 월경주기도 원래대로 돌아온다.

혹시 이런 증상이 나타난다면?

☐ 잠을 제대로 못 잤다.
☐ 극심한 스트레스로 마음고생했다.
☐ 안 하던 운동을 시작했다.
☐ 무리하게 다이어트를 해서 체중이 급격하게 변했다.

임신 가능성이 없는 경우, 예를 들어 아예 성관계가 없었거나 임신테스트 결과 음성이 나온 경우 얼마나 더 지켜봐야 할까? 월경예정일에서 2주 정도 지났는데도 여전히 월경하지 않으면 병원에 가보아야 할까?

취업을 앞두고 진로 고민이 한창이던 20대 중반 때, 친구가 월경을 안 한다고 걱정한 적이 있었다. 근심과 걱정으로 잠도 잘 못 자고 체중이 좀 빠진 상태였던 친구는 원하던 곳에서 일을 시작하면서 월경주기가 원래대로 돌아왔다.

큰언니가 다이어트를 무리하게 했을 때도 비슷한 일이 있었다. 뻥튀기와 양배추로 식단 조절을 해서 나날이 브이라인이 살아나고 있던 어느 날, 월경을 잘 안 한다며 내게 물어보았다. 당시 레지던트였던 나는 살을 너무 많이 빼서 그런 것 같으니 먹는 양을 좀 늘려보는 게 어떻겠냐고 이야기했다. 건강이 염려된 언니는 다시 밥을 잘 먹었고, 빠진 살이 반 이상 찌고 나서야 월경주기가 제대로 돌아왔다.

내 주변에서 무월경을 경험한 친구와 가족의 이야기이다. 주변에서 들어봤거나 본인의 이야기일 수도 있다. 아무리 스트레스가 만병의 근원이고 영양불균형이 질병을 일으킨다지만, 한 달에 한 번 하는 월경에도 영향을 크게 끼칠까?

물론이다. 월경은 그 어느 것보다도 스트레스, 영양상태, 수면, 운동, 체중 등 기본적인 몸 상태에 영

속발성무월경

월경을 규칙적으로 하던 사람이 3개월 이상 월경을 하지 않는 경우.

희발월경

월경주기 간격이 길어 1년에 9회 이상 하지 않는 경우.

Tip, Tip, Tip

●
자궁 안쪽에 위치한 막
으로 배란되기 전까지
점점 두꺼워진다. 임신
이 되지 않으면 자궁내
막의 바깥쪽이 탈락해
월경혈로 나온다.

향을 많이 받는다. 그래서 무월경의 원인은 다양하다고 알려져 있다.

따라서 잠깐 월경시기가 미뤄지는 것은 누구에게나 흔히 있을 수 있는 일이지만, 세 달 이상 소식이 없거나 두 달에 한 번 이상으로 월경주기가 늘어지는 변화가 지속된다면 내원해 원인을 찾아보는 것이 좋다. 난소의 기능이 이상이 있는 경우도 있고, 갑상선 기능에 문제가 있거나 뇌 쪽에 혹이 생겨 월경을 안 하게 되는 경우도 있다. 또한, 드물게 자궁내막●의 유착이 심해 월경이 없어지는 경우도 있다.

월경의 컨트롤 타워는 뇌의 깊은 곳(시상하부)에 있으며 여기서 배란에 대한 신호가 시작된다. 단, 고등생물인 인간은 본인의 생명을 유지해나가는 것을 최우선으로 여긴다. 따라서 극심한 스트레스, 수면부족, 영양실조 등이 건강을 위협하면 우리 몸은 배란과 월경 등으로 대표되는 생식보다는 생존에 집중하게 되는 것이다. 그러니 월경을 하지 않는다면 혹시 내 몸이 너무 힘든 상태가 아닌지, 극심한 스트레스와 영양부족에 시달리고 있진 않은지 확인해볼 필요가 있다.

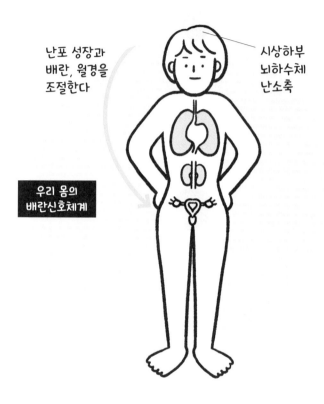

난포 성장과
배란, 월경을
조절한다

시상하부
뇌하수체
난소축

우리 몸의
배란신호체계

특히 컨디션 회복이 6개월 내에 이루어지지 않아 월경을
6개월 이상 하지 않는다면 반드시 내원해야 한다. 원인이 무엇
이건 간에 장기간의 무월경은 다른 합병증의 원인이 될 수 있
기 때문에 반드시 치료받는 것이 좋다.

한편 특별히 일상의 변화가 없는데도 월경을 하지 않는다면 이러한 증상이 일회성인지 아니면 반복되거나 점점 악화되는지 살펴볼 필요가 있다. 보통 두 달 전후로는 월경을 다시 하게 되는데 세 달 넘게 월경을 하지 않으면 일단 내원해보는 것이 좋다. 한 달에 한 번 하던 월경을 우연히 두 달 만에 했고, 그다음 달에 다시 정상적으로 잘 했다면 크게 걱정할 필요는 없다.

한 달에 한 번 나를 귀찮게 하는 월경이지만, 건강하다는 신호이고 없어서는 안 될 신체 활동이다. '있을 때 잘하라'는 말처럼, 월경을 할 때 주기와 양상을 잘 체크하며 소중하게 여기면 어떨까?

이럴 땐 병원으로

❶ 45일 이상 주기로 점점 월경주기가 늘어지는 경우(희발월경).

❷ 3개월 넘게 월경을 하지 않는 경우(무월경).

❸ 한 달에 한 번에서 두 달에 한 번으로, 이후 점점 월경주기가 늘어지는 양상이 반복되는 경우.

Tip, Tip, Tip

월경기간이 아닌데 자꾸 피가 나요

😟 "월경이 끝나고 일주일 정도 지났는데 갑자기 팬티에 피가 묻어 나왔어요."

👩‍⚕️ "평소 월경은 규칙적으로 하는 편이세요?"

😟 "네. 그런데 지난달에도 월경 끝나고 며칠 있다 피가 좀 묻어났었는데 이번 달에도 또 그러더라고요. 피는 지난달보다 더 많이 나왔고요."

👩‍⚕️ "자궁경부암 검사를 마지막으로 받은 건 언제예요?"

😟 "작년이요. 아무 문제 없다고 들은 걸로 기억해요."

👩‍⚕️ "네. 일단 부정출혈°이 있으니 자궁경부 쪽에 문제가 없는지 눈으로 확인할게요. 그리고 골반초음파로 자궁도 한번 보고요."

....

월경시기가 아닌데 팬티에 피가 묻어 나왔다. 일시적인 현상이니 그냥 지나쳐도 될까? 피곤하면 코피가 살짝 나는 것처럼 질출혈도 그냥 있을 수 있는 걸까? 아니다. 산부인과 의사로서 복잡하게 보는 증상이 바로, 월경기간이 아닌데 나타나는 비정상적인 질출혈이다.

°
정상적인 월경주기와 양을 벗어나 자궁에서 비정상적인 출혈이 있는 증상.

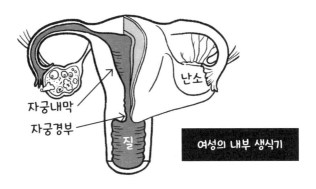

자궁내막
자궁경부
질
난소
여성의 내부 생식기

　단순하게는 컨디션 난조로도 충분히 이 같은 증상이 나타날 수 있다. 하지만 질출혈이 심각한 경우, 자궁경부암이나 자궁내막암子宮內膜癌, Endometrial cancer과 같은 질병과 관련이 있을 수 있다.

　원인은 다양하다. 성관계로 인한 균 감염으로 염증이 심해서 자궁경부가 헐어 있는 경우, 트리코모나스Trichomonas 감염이나 클라미디아Chlamydia 감염인 경우 나타날 수 있는 증상이다. 또한 자궁경부에 용종*이나 암이 생겨도 질출혈이 있을 수 있다. 따라서 비정상적인 질출혈 증상이 나타나면 자궁경부 상태를 가장 먼저 확인해야

*
점막에서 돌출해 혹처럼 형성된 돌기.

한다. 그러고 나서 자궁경부보다 깊은 곳에 있는 자궁에서의 출혈 여부를 확인해봐야 한다.

자궁경부가 아닌 자궁에서 출혈이 비롯되었다면 자궁내막에 용종이 있거나, 내막증식증과 같이 자궁내막이 두꺼워지는 질병 때문일 수 있다. 드물지만 젊은 나이에도 자궁내막암 증상으로 비정상적인 질출혈이 있을 수 있다.

피곤하면 코피가 나는 정도로 비정상적인 질출혈을 가벼이 여기는 분들이 있다. 하지만 코피는 콧구멍 자체에서 난다면 질출혈은 질 자체에서 나는 게 아니라, 질과 연결된 자궁에서 비롯되기 때문에 자궁의 건강 상태를 좀 더 유심히 살펴야 한다.

성관계 후 피가 나요

갓 서른이 넘었을 무렵, 대학교 친구에게 전화가 왔다.

😷 "최근 사귀기 시작한 남자친구랑 잔 이후에 팬티에서 피가 묻어나더라고. 그것도 한 번이 아니고 최근에 몇 번 그래서…. 이거 왜 이러는거야?

👩 "음…. 혹시 자궁경부암 검진은 잘 받고 있어?

😷 "아니. 사실 딱히 안 받고 있어. 왜냐하면 이번 남자친구 이전에 사귀었던 사람이 한 명뿐이고 너도 알다시피 이후에 아무도 안 만나서 검사도 딱히 받을 필요 없다고 생각했거든. 왜? 이거 심각한거야? 그냥 오랜만에 성관계해서 그런 거 아니야?

👩 "일단은 최대한 빨리 산부인과에 가서 자궁경부암 검사부터 받아보는 게 좋을 거 같아.

•
자궁경부 세포의 모양
이 비정상적이게 성장
하는 증상.

결과는 중증 자궁경부 이형성증異形成症, Dysplasia•이었다. 다행히 자궁경부암은 아니었지만 지체했으면 암이 될 수도 있는, 그 직전 단계였다. **자궁경부 세포변형 증상은 단**

한 명과 성관계를 했어도 나타날 수 있다.

성관계 후 비정상적인 질출혈 증상 때문에 내원하면, 의사는 제일 먼저 자궁경부 상태를 확인한다. 성관계 시 삽입 행위로 자궁경부 표면에 남성의 음경이 닿기도 하는데 이때 자궁경부가 건강하다면 특별한 증상이 나타나지 않는다. 하지만 자궁경부가 염증으로 헐어 있거나 자궁경부 이형성증과 같이 세포에 비정상적인 세포변형이 일어난 경우라면 살짝만 건드려도 피가 날 수 있다. 따라서 성관계 후 비정상적인 질출혈이 있다면 반드시 산부인과에 가서 자궁경부 상태를 확인해보는 것이 좋다.

한편 자궁경부에 문제가 없는데 출혈이 있는 경우엔 자궁수축 때문일 수 있다. 성관계 시 오르가즘 등의 흥분을 느끼면 자궁이 수축되면서 자궁내막의 일부가 빠져나가는 출혈이 생기기도 한다. 월경 직전이나 배란 직전처럼 자궁내막이 두껍고 불안정한 시기에 자궁수축이 발생해도 성관계 후 비정상적인 질출혈이 생길 수 있다. 이때 골반초음파로 자궁내막과 자궁, 난소에 문제가 없는지 확인하고 아무런 이상이 없다면 경과를 지켜보는 추적검사를 해야 한다.

성관계는 혼자하는 것이 아닌데 왜 여성에게만 이러한 증상이 나타나는지 억울해하고 분해하는 경우가 많다. 구조적으로 남성의 생식기인 음낭 및 음경은 바깥으로 노출되어 있는 형태인데 비해 여성의 생식기는 잘 노출되어 있지 않으며 질 내부에 자궁이 위치하는 특수한 구조다. 더욱이 '자궁의 마개' 혹은 '자궁의 시작점'이라 불리는 자궁경부는 염증과 암에 취약하다. 그러니 성관계 후 비정상적인 질출혈 증상이 있는 경우엔 반드시 내원해서 원인을 확인해보는 것이 좋다.

체중이 갑자기 늘고 월경불순이 생겼어요

“월경이 불규칙한데, 이러면 문제 있나요?”

“언제부터 월경이 불규칙했어요?”

“고등학교 때 월경을 불규칙하게 하다가 스무 살 즈음 좋아졌어요. 그러다가 다시 작년 여름부터 월경주기가 늘어지더니 최근에는 3개월 넘게 월경을 안 해요.”

“임신했을 가능성은 전혀 없어요?”

“네. 전혀요. 성관계한 적이 아예 없었어요.”

“다른 곳이 아파서 약을 먹거나 보조제 같은 것을 복용하신 적은요?”

“아니요. 따로 약 먹은 적도 없는데요.”

“잠 못 잘 정도로 스트레스 받는 일이 있거나…. 아, 최근에 체중이 급격히 변하진 않았나요?”

“아, 네! 1년 동안 10킬로그램 정도 쪘어요. 진짜 이상해요. 다이어트는 계속하는데 살이 더 쪄요. 혹시 살쪄서 생리 안 하는 거예요?”

살이 급격하게 찌면 월경에 좋지 않은 영향을 미친다.* 살이 찌면서 갑자기 늘어난 지방세포 때문에 인슐린이 제 역할을 못하게 되어 생기는 현상이다. 인슐린은 혈액 속 포도당의 양을 일정하게 유지시키는 역할을 하는 호르몬인데, 근육과 간 등에 지방이 축적되면 인슐린에 대한 신호가 제대로 작동하지 못하게 된다. 문제는 이 인슐린이 당 조절뿐만 아니라 배란 활동에도 영향을 준다는 것이다.

인슐린은 난소에서 한 달에 난포 한 개가 집중적으로 자라서 배란되는 것을 돕는다. 인슐린이 제 역할을 못하면 한 개의 난포가 제대로 크지 못하고 난포 여러 개가 어설프게 커진다. 머리에서는 계속 신호를 보내지만, 제대로 배란될 준비를 마친 난포가 존재하지 않기에 배란장애가 발생한다.

문제는 여기서 끝나지 않는다. 인슐린이 제대로 역할을 하지 못하면 체중이 더 빨리 늘어난다. 닭이 먼저인지 달걀이 먼저인지 알 수 없듯, 제대로 배란되지 않아 정상적인 월경을 하지 않는 상태와 살이 급격히 찌는 상태가 서로 원인이자 결과가 된다. 악순환이다. "살이 찌면서 월경을 안 하기 시작했고, 살찐 후 다이어트를 해도 살은 더 찌는 것 같아요"라고 이야기하게 되는 까닭이기도 하다. 따라서 우리 몸에서 정상적으로 대사가

체중 증가는 다낭성난소증후군의 흔한 요인이다. 우리나라에서는 저체중에서도 다낭성난소증후군 소견이 나타나는 경우도 있기에 체중 증가가 백 퍼센트 다낭성난소증후군의 원인이라 쉬이 단정 지을 순 없어도 비만인 사람에게서 다낭성난소증후군이 쉽게 나타나는 것이 일반적이다.

이루어지지 않기 때문에 나타나는 현상을 이해하고 적절하게 대처해야 한다.

무조건 굶는 다이어트는 효과가 있을 리 없다. 우리 몸에선 오히려 지방을 더욱 축적하려 할 것이다. 반드시 운동을 식단과 병행해서 근육량을 늘리고, 전체적인 지방량을 감소시켜야

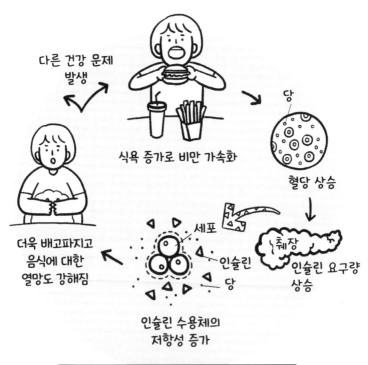

다른 건강 문제 발생

식욕 증가로 비만 가속화

당

혈당 상승

더욱 배고파지고 음식에 대한 열망도 강해짐

세포

인슐린

당

췌장

인슐린 요구량 상승

인슐린 수용체의 저항성 증가

체중 증가와 인슐린 저항성의 악순환

한다.

　노력해도 체중이 줄지 않거나 월경주기가 계속해서 불규칙하다면 내원해보는 것도 좋다. 인슐린 저항성이 증가되어 살도 안 빠지고 배란장애가 있는 경우에 이를 개선하는 약을 복용할 수도 있다.

체중이 갑자기 줄고 월경불순이 생겼어요

"1년 전부터 월경을 안 해요."

병원에 찾아온 서른 살 여성의 자궁을 골반초음파로 살펴봤다. 크기가 평균보다 작고 자궁내막도 얇았다. 양쪽 난소에 문제는 없는데, 흠….

"저 언제쯤 월경할까요?"

"글쎄요. 초음파로 봐서는 월경할 기미가 안 보이네요. 원인을 더 찾아봐야겠어요."

그렇게 말하며 문득 그녀의 팔을 봤다. 민소매로 드러난 그녀의 팔은 비정상적으로 가늘었다.

"엄청 마르셨네요. 키랑 몸무게는 몇인가요?"

"165센티미터에 43킬로그램이요."

"너무 말랐는데요? 살을 좀 찌우셔야겠어요."

"아니에요. 저 허벅지에 살 많아요. 지금도 계속 다이어트 중이고요. 원래 48킬로그램에서 50킬로그램 사이를 왔다 갔다 했는데 2년 전부터 조금씩 빼서 이 정도 유지하고 있어요."

"다이어트요? 운동하시는 거예요? 아니면 음식을 적게 드세요?"

"밥을 적게 먹긴 해요. 남들 한 끼 먹을 걸 하루에 나눠서 먹어요. 이렇게 안 하면 살 절대 안 빠지거든요."

호르몬 검사 결과, 월경에 관계된 호르몬이 전체적으로 다 감소 상태였다. 원인은 여기 있었다. 바로 저체중. 몸무게가 적게 나가는 현상이 월경과 무슨 관계가 있을까?

앞에서 살펴봤듯 영양상태가 너무 좋지 않아 생식에 쏟을 에너지를 모두 생명 유지에 쓰게 되어 월경을 하지 않는 것이다.

"살을 찌우면 어때요? 그래야 월경주기도 다시 규칙적이게 돌아올 수 있어요."

"힘들게 뺐는데 살을 찌워야 한다고요? 안 되는데…. 2~3년 후에 찌우면 안 되는 거예요? 저, 진짜 모델 같은 몸매로 살아보고 싶어서 죽도록 노력한 건데."

그녀는 잠시 고민하더니 한마디 덧붙였다.

"당장 월경을 안 하니까 생리통도 없고 특별히 불편하지도 않는데. 꼭 바로 살찌워야 해요?"

월경을 하지 않는 것은 한 달에 한 번 피가 나오지 않는 것 이상의 의미가 있다. 월경과 관계된 여성호르몬이 나오지 않으면 생식뿐만 아니라 뼈, 피부, 혈관 등의 건강에도 악영향을 미친다. 그렇기에 살만 빠지는 게 아니라 몸속도 말라갈 수밖에 없다. 극심한 체중감소로 인해 월경이 없는 현상은 건강이 위험하다는 무서운 신호다.

하지만 그녀에게 "그게 무슨 말씀이세요. 건강에 좋지 않으니 당장 살 좀 찌우세요"라고 쉽게 말할 수는 없었다. 날씬해지고 싶고 마르고 싶다는 욕심이 한순간에 사라질 수 없다는 걸 잘 알기 때문이다. 사실 이런 경우엔, 정신과에서 상담을 받아 정상적인 체중을 되찾으려는 마음을 갖도록 하는 게 우선이다. 산부인과에서는 호르몬이 전체적으로 부족한 경우, 먹는 호르몬제를 처방하고 골다공증을 예방하기 위한 칼슘과 비타민D 복용을 권하지만 근본적인 해결책은 아니다. 이런 약과 영양제를 먹어도 마르고 싶은 마음이 여전해서 무리한 다이어트를 계속하면 상황은 결국 바뀌지 않기 때문이다.

나도 무조건 마르고 싶었던 때가 있었다. 아무리 엄마가 건강한 게 더 예쁘다고 다독여주고 지금 그대로 충분히 날씬하다 이야기해줘도 항상 더 날씬하길 갈망했었다. 지금보다 아주 조금만 더 빠지면 좀 더 근사해질 것 같은 기분이 들었었다. 진짜 매력은 그 사람의 마른 몸이 아닌, 건강한 내면에 있다는 것을 이제 와서야 알게 되었다.

거기가 간지러워요

많이 듣는 질문 중 하나다. 원인이 너무 다양해서 쉽게 대답하기 어려운 질문이기도 하다. 간지러운 이유를 알고 싶다면 언제 혹은 어느 부위가 간지러운지 확인해보면 된다.

❶ 월경 직후 외음부 전체가 간지러우면

💬 "세 달 전부터인 것 같아요. 월경이 끝나면 간지럽더라고요."

💬 "외음부가 전체적으로 다 간지러워요? 아님 특정한 부위가 그래요?"

💬 "전체적으로 간지러운 것 같아요. 처음엔 간지럽기만 했는데 어제부터는 살짝 따갑고 아파요."

💬 "지난달에는 어땠어요?"

💬 "지난달에도 간지럽고 살짝 아팠는데 일주일 정도 지나니까 괜찮아졌어요."

💬 "최근에 생리대를 바꾸거나, 꽉 끼는 옷을 자주 입었나요?"

....

월경이 끝난 직후 외음부 전체가 간지럽거나 붉게 부어 있는 경우다. 보통은 월경이 끝나고 5일 정도 지나면 저절로 괜찮아진다. 하지만 다음 달 월경 직후에도 같은 상황이 반복되어 병원을 찾는 경우가 많다.

이는 생리대 때문에 생긴 접촉성 피부염일 가능성이 크다. 말 그대로 자극 때문에 생긴 피부 알레르기이므로 먹는 약이 아닌 습진 연고를 발라 피부자극을 진정시키면 된다. 생리대를 바꾸거나 생리컵 혹은 탐폰 등 피부자극이 덜한 제품으로 바꾸어도 좋다.

❷ 요도 끝이나 치골 근처가 간지러우면

(🙂) "치골 근처가 많이 간지러워요. 질 분비물이 늘거나 냄새가 나지는 않아요."

....

소변이 나오는 요도 끝 쪽 치골 근처가 간지러운 경우다. 며칠 간지럽다가 다시 괜찮아지기를 반복하는 경우, 단순 피부자극 증상일 가능성이 크다. 이 부분은 피부가 주름져 접혀 있는 곳이고 습한 부위라서 조금만 건조해져도 간지러움증이 생길 수 있다.

꽉 조이는 팬티를 입지 말고 통풍이 잘 되는 면 팬티를 입어보자. 타이트한 스키니진도 가능한 한 입지 말자. 그래도 간지러움증이 심해지거나 간지러운 부위가 넓어지면 산부인과에 가보자.

❸ 외음부에 오돌토돌한 돌기가 점점 나고 간지럽다면

(그림) "외음부가 간지럽고 뭔가 딱딱한 게 만져져요."

(그림) "언제부터 그랬어요?"

(그림) "일주일 된 것 같은데…. 근데 그 뾰루지 같은 게 점점 더 많이 나는 것 같아요."

....

외음부가 간지러운데 만져보니 오돌토돌하고 딱딱한 돌기 같은 것이 있다면 음부사마귀를 의심해야 한다. 처음에는 작기만 하던 돌기가 점점 번져 범위가 넓어지고 더 간지러워진다. 조직검사로 음부사마귀 여부를 최종적으로 진단할 수 있다.

이 경우 취해야 할 조치는 단 한 가지. 가만히 두면 더 번지니 빨리 산부인과에 가서 치료를 받아야 한다.

❹ 평소와 다른 형태로 냉이 나오며 외음부가 간지럽다면

(그림) "일주일 전부터 간지럽고, 분비물이 많이 나와요."

(그림) "냄새는 안 나요?"

(그림) "냄새는 잘 모르겠어요. 분비물이 두부 으깬 것처럼 나와요."

....

외음부가 간지러우면서 냉 상태가 비정상적인 경우에도 반드시 산부인과에 가야 한다. 으깬 두부 같은 형태의 냉이 나오면 칸디다 질염Candida vaginitis, 생선 썩은 냄새가 나는 냉이 나오면 트리코모나스 질염Trichomonas vaginitis이나 세균성 질염Bacterial vaginosis일 수 있다.

❺ 6개월 넘게 외음부 전체가 간지럽다면

👩 "외음부가 간지러워요."

🧑‍⚕️ "전체적으로요? 언제부터요?"

👩 "네. 전체적으로 간지러운데…. 좀 오래되었어요. 1년 전부터? 그동안 병원에 오려고 했었는데 시간이 없어서 못 오다가 이제야 왔네요."

6개월 이상 외음부 간지러움증이 지속되는 경우도 있다. 실제 많은 분들이 6개월을 훨씬 지나 1년 혹은 2년이 지나서야 병원을 찾곤 한다. 외음부가 간지러운 증상을 대수롭지 않게 여기거나 부끄러워 내원을 미루는 사이 증상이 훨씬 악화된 경우도 꽤 있다. 따라서 평소와 다르게 외음부의 간지러움증이 지속된다 싶으면 병원을 찾자. 오랜 시간 간지럼증이 나타나는 사이 피부가 탈색된 것처럼 백색으로 변하는 등 변형이 생기기도 한다. 이때 산부인과에서 조직검사를 받는 것이 좋다. 경피성태선

Lichen Sclerosus *, 편평세포증식증Squamos cell carcinoma **, 드물지만 외음부암Vulvar cancer ***인 경우일 수 있다.

*
외음부 피부가 탈색되어 백색으로 보이며 피부가 얇아지고 광택이 있는 상태로 변형된다. 만성적인 간지러움증을 동반하기도 한다.

**
각질층이 두꺼워지며 피부가 딱딱해지고 백색 반을 나타낸다. 만성적인 간지러움증을 동반한다.

***
외음부에 생긴 암으로 만성적인 간지러움증과 피부변형 증상을 동반한다.

거기가 너무 따가워요

❶ 27세 여성의 사례

"거기가 너무 간지럽고 따가워요"라고 말한 그녀는 성경험은 없다고 말했다. 소음순과 대음순은 벌겋게 부어 있었다. 질염은 아니었다. 단순 외음부습진이었다.

❷ 35세 여성의 사례

월경 직후 외음부가 불편하고 간지럽다는 이유로 병원에 온 그녀. 성생활을 하고 있으며 분비물이 늘어난 것 같아 질염이 걱정된다고 말했다. 하지만 그녀 역시 질염이 아니었다. 단순 외음부습진이었다.

  외음부가 간지럽고 따갑다는 이유로 병원을 찾는 경우가 생각보다 많다. 물론 칸디다 질염 등 다른 질염 때문에 분비물이 늘어나서 2차적으로 외음부습진 증상이 나타나는 경우도 많지만, 질염이 없는 상태에서도 외음부습진만 나타나는 경우가 의외로 꽤 많다. 주로 월경이 끝난 직후나 땀이 나는 운동을 많이

하거나 여름일 때 더 쉽게 나타난다. 외부에서 유입된 균 때문이 아니라 피부 자체의 습진반응인 것이다.

왜 하필 외음부에 습진이 생기는지, 외성기를 긁는 것 자체가 불편하고 어색할 수 있다. 하지만 흔히 알려진 주부습진처럼 손 외에도 우리 몸 어디에나 습진이 생길 수 있다. 어찌 보면 항상 팬티에 둘러싸여 있고 땀과 분비물에 자주 노출되는 외음부는 습진이 쉽게 생길 수 있는 부위다.

습진에 걸려본 사람이라면 습진이 얼마나 끈질기게 호전과 악화를 반복하는지 잘 알 것이다. 치료도 완치보다는 증상을 호전시키는 방향으로 진행하게 된다. 외음부가 자주 붓고 간지러우며 쓰라리다면 외음부 피부가 건강하게 숨쉬지 못하도록 무엇인가 자극하는 원인이 있을 것이다. 자극받은 피부를 진정시키는 연고를 바르고, 자극 원인이 되는 요소들을 제거해야 한다. 너무 꽉 끼는 옷을 자주 입는다면 통풍이 잘 되는 옷을 입도록 노력해야 한다. 월경 때마다 외음부습진 때문에 고생한다면 생리대를 바꿔보고, 그래도 달라지지 않는다면 월경혈 때문에 생기는 자극을 최소화하도록 생리컵이나 탐폰을 써보는 것도 대안이 될 수 있다. 과체중인 경우에는 피부가 지속적으로 겹쳐지고 통풍이 저하되어 습진이 나타날 수 있으니 체중을 감량하

려는 노력도 같이 이루어져야 한다.

습한 환경에서 습진이 잘 생긴다 생각하는데 오히려 너무 건조해도 피부자극 증상이 더 잘 생긴다. 적절한 피부 장벽이 유지될 수 있게 헤어드라이어 등을 이용한 건조는 피하고 자연건조를 하는 것이 좋다.

거기가 욱신거리고 부어올랐어요

어제저녁부터 아래쪽이 욱신거렸다. 별일 아니겠거니 하며 잠들었는데 아침에 일어나니 어제보다 더 아프다. 이상해서 아픈 부위를 봤더니 퉁퉁 부어올라 있었다. 오전에는 일이 많아 오후에 산부인과에 가려고 했는데 그 사이에 더 크게 부풀어 앉아 있을 수 없는 상태가 되었다. 병원에 급하게 가보니 바르톨린선낭종이라는 진단을 받았다.

바르톨린선낭종Bartholian cyst에 걸린 적이 있는 분이라면 이러한 경험담에 많이 공감갈 것이다. 어느 날 갑자기 생기며 많이 아프고 회음부가 퉁퉁 붓기 때문에 굉장히 당황스러웠을 것이다.

바르톨린선Bartholin's gland은 질 양쪽에 있는 정상적인 구조로 평상시 세균이 질 내에 침투하지 못하도록 하는 점액을 분비한다. 이 점액은 성관계 시에도 윤활제 역할을 한다. 그런데 질, 항문 등 피부 주변에 있는 균이 이 구조에 침입해서 염증이 생기면 농이 차올라 바르톨린선이 부풀어 오르고 통증도 느껴진다. 농의 축적양이 많아지면 압박감도 느껴지는데 이것이 바로 바르톨린선낭종 증상이다.

부어 있지만 딱히 통증이 없으면 굳이 치료하지 않아도 된다. 하지만 통증이 심하고 안에 있는 농으로 인한 압박감이 크다고 판단되면 그 부위를 절개한다. 그렇게 농을 빼내면서 먹는 약으로 염증을 가라앉히는 치료를 한다.

중요한 포인트는, 바르톨린선낭종은 약을 먹는다고 하루이틀 안에 바로 좋아지지는 않는다는 것이다. 약을 먹어도 일단 염증반응은 지속되고 다시 농이 만들어진다. 이 경우 바르톨린선에 농이 차 있는 부위를 절개해서 농을 제거한 뒤 절개한 부위를 계속해서 열어놓는 시술을 한다. 농을 바로바로 배출하기 위해서다. 이후 먹는 약으로 치료하면 보통 5~7일 이내에 증상이 쉽게 낫는다.

외음부통 Vulvodynia

특별한 원인 없이 3개월 이상 만성적인 회음부 통증이 이어지는 질병이다. 정식 진단명이 붙여진 지도 얼마 되지 않았다. 1980년에 외음부에 과하게 통증이 있다는 기록이 있고 1980년대에 버닝 신드롬Burning syndrome으로 불리다 현재 외음부통Vulvodynia으로 명명되었다.

보통 타들어가는 느낌이나 칼로 찔러 찢어지는 듯한 통증, 간지러움증 등의 증상이 나타난다. 성적 접촉으로 인해 더 심해지는 경우가 있지만 꼭 그것이 이유가 되지 않는다. 젊은 나이에 흔히 발생하고 35세 이후에는 호전되며 유병률은 8~15퍼센트로 추정된다. 하지만 제대로 알고 치료를 위해 병원을 방문하는 경우는 많지 않다고 보여진다.

Tip, Tip, Tip

또한, 염증 후에는 흔적이 남기 때문에 치료가 완전히 끝난 후에도 살짝 남아 있던 붓기는 수개월이 지난 뒤에 서서히 빠지게 된다.

거기에서 너무 냄새가 나요

"거기에서 냄새가 나요."

"시큼한 냄새가 나요. 왜 이러는 거예요?"

외음부에서 나는 냄새 때문에 산부인과를 찾는 사람이 굉장히 많다. 냄새가 나면 질병일까? 머리카락, 정수리, 겨드랑이, 심지어 인중에서도 각기 다른 냄새가 나는데 외음부에만 너무 엄격한 건 아닐까?

외음부는 더욱이 상대적으로 습하고 분비물도 있기에 체취가 존재할 수밖에 없다. 냄새가 난다고 무조건 문제가 있는 건 아니다. 어느 정도 시큼한 냄새는 지극히 정상적인 체취이다.

비정상적인 냄새란 어떤 것이며 언제 병원에 가야 할까? 질염에 걸리면 어떤 냄새가 날까?

질의 적정 산도를 유지하며 외음부 주변의 세균의 침투를 억제하는 젖산균의 활동이 약해지면, 피부 주변의 잡균이 활발하게 활동한다. 외음부 주변에 많이 사는 잡균들은 대부분 혐기성균嫌氣性菌, Anaerobic bacteria•으로 대사 과정에서 특유의 군내가 난다. 단백질이 분해될때 나는 냄새로 '생선이 부패되는 냄새'로 표현되기도 한다. 평소 나는 냄새보다 좀 더 악취에 가깝다. 질염에 걸렸을 때 나는 냄새는 코를 갖다대고 열심히 냄새 맡으려 노력하지 않아도, 팬티를 갈아입거나 성관계할 때 직접적으로 느껴질 정도로 꽤나 강하게 난다. 이럴 때는 산부인과에서 상태를 확인하고 필요하면 약을 먹는 것이 좋다.

몸에서 늘 아름다운 꽃향기나 싱그러운 향기가 나면 좋으련만, 악취에 가까운 냄새가 나면 누구나 당황하게 된다. 하지만 이는 씻지 않아서가 아닌 질병 때문에 나는 냄새이다. '더 깨끗이 씻어야겠다'라고 생각할 때가 아니라, '질 내 면역 시스템이 무너졌구나'라고 생각해야 하는 시점이다.

자연스러운 몸의 냄새에 불편감을 느끼고 오는 분들이 많다. "이런 냄새는 원래 있을 수 있어요"란 말에도, "아무 냄새가 없었으면 좋겠어요" 혹은 "그냥 이런 것도 저는 신경 쓰이고 싫어요"라고 답하는 경우가 있다. 하지만 살아 있는 이상, 내 몸에서 다양한 냄새는 자연스럽게 존재할 수밖에 없다.

•
산소가 없는 곳에 사는
균으로, 산소가 많은 곳
에서 사는 균과 달리 대
사 과정에서 산소 없이
유기물을 분해하며 살
아간다.

냉이 많아졌어요

😟 "냉이 많아졌어요. 무슨 문제 있는 건 아닐까요?"

👩‍⚕️ "전보다 냄새나거나 간지럽지는 않으세요?"

😟 "간지럽지는 않고 냄새는 안 맡아봐서 모르겠는데요… 아 살짝 시큼한 냄새가 나기도 하고 안 나기도 하는 것 같아요."

👩‍⚕️ "한번 볼게요."

검사 후

👩‍⚕️ "냉에 이상이 없다고 나오네요."

😟 "그런데 냉이 왜 이리 많이 나오죠? 그래서 꿉꿉하고 불편해요. 냉이 안 나오는 약을 처방해주시면 안 되나요?"

여성의 몸에서 왜 냉이 나오는지 궁금해하는 사람이 많다. 코감기에 걸렸을 때 콧물이 나오듯 냉이 나오면 건강에 문제가 있나 싶기도 하고… 생긴 것도 비슷한데, 하면서.

'냉'이라 불리는 질 분비물은 질뿐만 아니라 자궁과 자궁경

배란일	배란 전후 2~3일	월경 전후
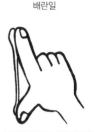	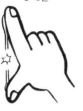	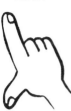
날달걀 흰자위 같은 상태로 길게 늘어진다.	물처럼 투명하고 약간 늘어지다가 끊어진다.	우유빛이고 전혀 끈기가 없다.

배란 및 월경시기와 냉 상태

부, 자궁내막에서도 만들어진다. 특히 질은 몸 안으로 연결되는 통로이기 때문에 나쁜 균이 몸 안에 들어오지 못하게 하는 젖산균 등의 미생물이 많다. 이 모든 것이 합쳐져서 냉이라고 불리는 분비물이 만들어진다.

여성호르몬 수치가 높아지면 냉의 양이 많아진다. 그래서 배란기나 월경 직전에 늘어난다. 스트레스를 많이 받거나 면역력이 떨어지면서 혐기성균이 몸에 증식하려고 할 때 질 벽에서 이를 차단하기 위해 삼출액滲出液*을 분비한다. 질의 자정 능력으로 나쁜 균을 배출하는 과정에서 냉의 양이 살짝 증가한다. 다시 말해 호르몬과 스트레스, 균

•
염증반응이 있을 때 혈액의 일부 성분이 혈관 밖으로 나와 고이게 되는 액체.

감염 등 여러 요소에 따라 냉의 냄새, 양, 점도 등이 달라지기에 냉이 나오면 질 안 생태계가 활발하다고 이해하고 이를 불쾌하게 느끼거나 걱정거리로 여기지 않아도 된다. 저절로 양이 줄어들 테니 병원에 가지 않아도 된다.

단, 냉에서 오징어가 썩는 듯한 불쾌한 냄새가 나거나 냄새를 맡지 않으려 해도 악취가 나면 세균성 질염을 의심해야 한다. 냉이 두부 으깬 형태로 쏟아지면서 간지러우면 칸디다 질염을 의심해볼 수 있다. 냉 색깔이 짙은 노란색이나 녹색이면서 불쾌한 냄새가 나면 세균성 질염일 수 있으니 병원에 가보는 게 좋다.

안심해도 되는 냉 상태

❶ 배란기 직전에 콧물처럼 증가하는 냉.
❷ 월경 직전에 유백색으로 증가하는 냉.
❸ 팬티에 살짝 묻어나 있는 시큼한 냄새의 냉.

병원에 가봐야 하는 냉 상태

❶ 악취가 나는 냉.
❷ 간지러움증을 동반한 냉.
❸ 두부 으깬 모양처럼 쏟아지는 냉.
❹ 팬티라이너로 감당이 안 될 정도로 양이 많아진 냉.

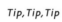

Tip, Tip, Tip

화장실에 너무 자주 가요

"소변이 너무 자주 마려워서요. 화장실 갔다 온 지 얼마 안 되어도 화장실에 또 가고 싶어요."

"언제부터 그랬어요?"

"한 2년 전부터 그랬던 것 같아요."

"다른 증상은 없어요? 소변 볼 때 아랫배가 아프거나 밑이 찌릿한 느낌은 안 들었어요?"

"네. 그러진 않았어요."

"너무 자주 마려워서 화장실에 가다가 참지 못하고 팬티에 소변이 묻거나 샌 적은요?"

"그렇지는 않은데 거의 한 시간에 한 번씩 화장실에 가야 마음이 편해요. 그래서 버스 타고 멀리도 못 가겠어요. 중간에 화장실 가고 싶을까 봐 불안해서요. 자다가도 일어나서 화장실에 가고…. 너무 괴로워요."

"병원에 오신 건 이번이 처음이세요?"

"아니요, 2년 전부터 종종 방광염으로 약을 먹어봤는데 효과는 그때뿐인 거 같아요. 소변 볼 때 아픈 건 좋아졌는데 자주 가는 건 계속 그래요."

방광염Cystitis은 소변이나 요도 끝에 있는 균이 들어와 염증을 일으킨 상태를 말한다. 방광의 평균 용적은 약 500cc이고 200cc 이상 소변이 있어야 요의가 시작되며 보통 300~400cc 정도가 차면 배뇨하게 된다. 소변이 일정 이상 차오르면 방광 점막의 신경이 방광근육을 자극해 배뇨가 이루어지는 것이다.

방광 점막에 염증이 생기면 자주 소변이 마렵고 소변볼 때 많이 아프다. 심한 경우 소변에서 피가 섞여 나오기도 한다. 방광 안에 생긴 염증이기 때문에 전신적으로 열이 나거나 염증이 퍼지는 경우는 흔치 않다. 여성의 요도 길이는 남성의 요도 길이보다 짧아 소변이나 분변에서 균의 침입이 쉬워 방광염에 쉽게 걸린다. 하지만 먹는 항생제를 먹으면 대부분 쉽게 호전이 된다.

그렇다면 앞에서 소개된 사례의 여성은 2년이나 방광염을 앓은 것일까? 방광염을 충분히 치료한 후에도 빈뇨*가 지속되고, 배뇨 시 통증**이 없다면 과민성방광증후군Overactive bladder syndrome이 아닌지 의심해볼 수 있다.

과민성방광증후군은 말 그대로 방광 상태가 과하게 예민해진 것이다. 방광의 점

*
자주 소변이 마려운 상태.

**
쑤시고 아픈 상태.

막 신경이 예민해져서 조금만 소변이 차도 요의가 심하게 느껴져서 소변을 참지 못하는 것이다. 왜 이런 증상이 나타나냐고 묻는다면 모호하게 답할 수밖에 없다. 방광염, 질염, 스트레스, 약물 사용 등 원인이 다양하기 때문이다. 그래서 드라마틱한 치료법도 없다. 단지 생활습관을 꾸준하게 교정하며 보조적으로 약물치료를 할 수 있을 뿐이다.

이런 경우 물을 적게 먹는다고 화장실 가는 횟수가 줄어들지는 않는다. 오히려 방광의 긴장과 염증을 완화하기 위해 하루에 물을 여덟 잔 이상 충분히 마셔주어야 한다. 뻔한 말이라고들 하지만 스트레스와 몸의 긴장도 최소화해야 한다.

배뇨일지를 쓰는 것도 좋다. 물을 충분히 먹고 스트레스를 최소화한 상태에서, 배뇨 간격을 늘리기 위해 노력하며 배뇨 주기를 기록하는 것이다. 한 시간마다 화장실을 간다면 조금 참고 간격을 늘려보자. 최소 두 시간에 한 번 화장실에 가고 익숙해지면 세 시간에 한 번 화장실에 가도록 노력하자.

습관적으로 마시던 커피도 덜 마시는 것이 좋다. 물보다 이뇨작용이 강하기에 방광염인데 커피를 마시면 불 난 집에 부채질하는 격이기 때문이다.

또한 소변을 잘 참으려면 방광근육이 튼튼해야 한다. 항문과 회음근을 조이고 이 상태를 오랫동안 유지하는 케겔 운동이 방광염 치료에 도움이 될 수 있다. 짧게 여러 번 반복하기보단 한 케겔 동작을 오랫동안 유지하자. 방광과 요도 주변을 받쳐주는 골반 내 근육을 강화해 과민성방광증후군을 완화할 수 있다. 혼자 케겔 운동을 잘 못하겠으면 병원에서 바이오피드백을 이용할 수 있다. 바이오피드백 의자에 앉으면 회음부의 근육 수축이 체크되고 어느 강도로 회음부근육이 수축되는지 기록하고 운동도 시켜준다.

'왜 나만 이렇게 화장실에 자주 갈까?'
'왜 이런 증후군이 나에게 생겼을까?'
이런 고민이 들 수 있지만, 과민성방광증후군은 전 연령대에서 나타나며 젊은 여성들의 유병률도 꽤 높다. 과민성방광증후군이 걸리면 일상생활이 불편해져 힘들어하고 다소 창피한 마음에 심리적으로 위축되는 경우도 있다. 하지만 과민성방광증후군은 관리하고 노력하면 얼마든지 좋아질 수 있다. 증상의 호전과 악화가 반복되겠지만, 작은 습관 교정 하나가 몸에 큰 변화를 가져오기도 하니 말이다.

2부

더
자세히
알고 싶다면?

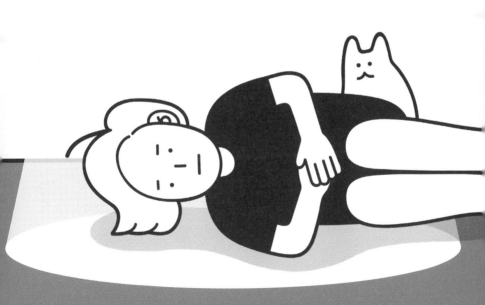

피임에 대하여

피임법 원리

① 정자가 자궁에 도달하지 못하게 하는 피임법: 콘돔, 루프(자궁 내 피임장치) 등.

② 배란을 막는 피임법: 피임약, 피임주사, 임플라논 등.

피임에 대한 흔한 오해

'질외사정도 또 하나의 피임법이다.'

'배란일을 피해서 성관계하면 임신이 되지 않는다.'

'성관계 후 살정제를 쓰면 임신이 되지 않는다.'

모두 틀렸다.

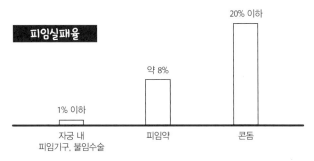

20% 이하

약 8%

1% 이하

피임실패율

| 자궁 내
피임기구, 불임수술 | 피임약 | 콘돔 |

출처: 보건복지부, 대한의학회

※ 특히 피임약의 경우 올바르게 복용하면 피임실패율이 2퍼센트이지만 잘못된 복
  용법으로 인한 현실적인 실패율을 반영한 수치.

※ 콘돔 역시 올바른 방법으로 사용하면 피임실패율이 10퍼센트 내외지만 잘못된
  사용법으로 인한 현실적인 실패율을 반영한 수치이다.

굉장히 중요한 만큼, 오해도 굉장히 많은 피임.

한 치의 실수도 있어선 안 되니 꼼꼼하게 알아보자.

콘돔

　직업이 산부인과 의사인지라 성 관련 고민 상담 대상으로 많이들 찾는다. 한번은 남성인 친구가 내게 고충을 털어놓았다. 여자친구와 성관계를 했는데, 하필이면 배란기였고 콘돔을 사용했는데도 여자친구가 많이 불안해한다는 것이었다. 그래서 나에게 콘돔 피임성공률은 어느 정도인지 그리고 어떻게 하면 여자친구가 덜 불안해할 수 있는지를 물어왔다.

　"콘돔이 찢어지거나 샌 건 아니고?"

　"아냐, 내가 확인도 했어. 근데 콘돔 쓰면 백 퍼센트 피임되는 거 아니야?"

　"백 퍼센트는 아닌데…."

　또 몇 년 전에는 콘돔을 제대로 사용할 줄 모르는 커플이 병원에 왔다. 3개월 전부터 콘돔을 쓰면서 성관계를 가지고 있는데, 여성의 외성기 쪽에 냄새가 나고 불편하다고 했다. 질 안의 염증을 확인하기 위해 질경•을 사용해 확인해보니 질 안에 콘돔 6개가 있었다. 어찌된 영문인지를 물으니 콘돔을 어떻게 사

용하는지 몰라 성관계 전에 여성의 질 안에 삽입을 해놓았다고
말했다.

    '피임'하면 가장 먼저 떠오르는 것이 바로 콘돔이다. 비교적
사용법이 간편하고 남성이나 여성의 몸에 직접적인 변화를 끼
치지 않는다는 큰 장점이 있기 때문이다. 그런데도 콘돔을 사용
하지 않는 사람들이 생각보다 많다. 분위기를 망쳐서 혹은 성적
흥분감을 방해한다는 이유에서다.

    콘돔의 피임실패율은 2~15퍼센트로 알려져 있다. 특히 성관
계 도중 콘돔이 찢어지거나 품질 불량으로 피임에 실패하는 경
우가 많다. 올바르게 사용하지 않으면 안전한 피임법이 아닌 것
이다. 올바른 방법으로 콘돔을 사용해도 임신이 되었다는 사례
가 보고되기도 했지만, 적어도 콘돔을 어떻게 써야 올바른지는
알고 있어야 할 것이다. 하지만 안타깝게도, 상당수가 성별을
가리지 않고 콘돔 사용법을 숙지하지 않고 있다는 조사 결과도
있다.

•
질과 질 안쪽 자궁경부
를 들여다볼 수 있게 하
는 도구.

    콘돔을 쓸 때는 음경 사이즈에 크기로 콘
돔을 골라 중간에 빠지지 않도록 음경 끝
까지 최대한 다 씌워야 한다. 단순히 정자

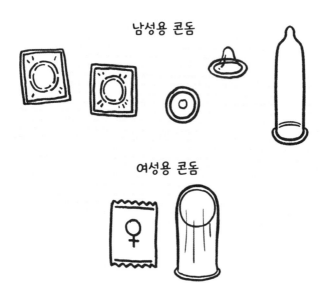

남성용 콘돔

여성용 콘돔

의 이동만을 막는 것이 아닌, 직접적인 피부 접촉과 체액의 접촉을 막아야 하기 때문에 귀두 아래까지만 씌우는 것은 의미가 없다. 이 과정에서 찢어지거나 구멍이 나진 않았는지 확인해보는 것도 중요하다. 이렇게 제대로 사용하면 피임성공률이 높아지며 동시에 골반염과 성병도 예방할 수 있다.

불과 20여 년 전만 해도 자동차나 고속버스 안에서 단지 조금 불편하다는 이유로 안전벨트를 잘 매지 않았다. 하지만 뒷좌석까지 당연히 안전벨트를 매야 한다는 인식이 바로 잡힌 지금은 안전벨트를 매지 않고 다녔던 과거 모습이 얼마나 위험했나 싶다. 콘돔은 우리에게 안전함을 기반으로 즐거운 성생활을 할 수 있게 해주는 피임 도구이다.

절대 잊어서는 안 되는 것은, 콘돔은 서로를 위한 배려라는 사실이다. 배려받는 느낌은 서로에 대한 신뢰와 정신적 유대감을 더 강화하며 그 덕에 성관계 후 만족감을 더 높일 수도 있다.

여성형 콘돔

'페미돔Femidom'이라고도 불리는 여성형 콘돔은 여성의 질 안에 콘돔을 삽입하여 정자가 여성의 몸으로 이동하는 것을 막는 피임법이다. 우리나라에선 거의 사용되지 않는다.

질 입구를 넓혀 삽입해야 하기에 그 과정에서 통증을 느낄 수 있고, 질 밖으로 링의 일부가 나와 있어야 해서 거부감을 느끼는 사람이 꽤 있다. 가격도 남성형 콘돔의 10배 이상으로 비교적 비싸다. 하지만 피임실패율이 0.2퍼센트로 콘돔보다 낮고 성 만족도도 더 크다는 장점이 있다.

Tip, Tip, Tip

피임약

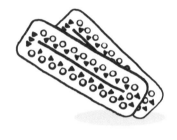

임신은 성관계를 통해 가능하기 때문인지 피임약을 복용하면 성관계를 가졌을 거라고 흔히들 생각한다. 하지만 피임약은 피임을 위해서만 먹는 약이 아니다. 성경험이 전혀 없었던 사람, 지금도 없고 당분간도 없을 사람도 피임약을 먹을 수 있다.

실제 피임약은 월경과 관계된 호르몬 변화를 교정해 **여드름, 월경전증후군, 월경불순, 다낭성난소증후군, 생리통, 월경과다** 등의 치료제로서 더 각광받고 있다. 실제로 내원해서 피임약을 받아 가는 경우는 이 같은 증상을 호전시키기 위해서인 경우가 대부분이다.

피임약의 종류는 굉장히 다양하고 목적에 따라 다르게 쓰인다. 따라서 본인의 목적에 따른 올바른 피임약을 선택하는 것이 몹시 중요하다. 단순 피임이 목적인 경우 약국에서 상담 후 구매를 해도 되지만 위의 증상들을 치료하기 위해서라면 병원에서 정확한 피임약을 처방받길 권한다.

피임약은 배란되기 전에 나오는 호르몬인 에스트로겐Estrogen 과 배란 후 나오는 황체호르몬(프로게스테론Progesterone)을 배합해 만든다. 프로게스테론 성분의 종류에 따라 피임약은 크게 4세대로 분류되며 각각 강점 및 부작용이 다르다.

❶ 1세대 피임약
프로게스테론의 효능이 적은 성분로 만들어진 피임약이다. 프로게스테론으로 인한 부작용은 적지만, 부정출혈이 흔하게 나타나 현재 시판 중단 상태다.

❷ 2세대 피임약
1세대 피임약의 부작용인 부정출혈이 문제가 되면서 이를 해결하기 위해 프로게스테론 성분의 효능을 높였다. 하지

피임약의 원리

매일 같은 시간에 복용하여 배란 관련 호르몬이 몸 안으로 들어오면, 호르몬이 정상적으로 유지된다. 이 때문에 뇌는 '아, 난소가 열심히 배란을 준비하고 있으니 더 이상 내가 나서서 배란을 시키려고 유도하지 않아도 되겠다' 하며 착각한다. 뇌에서 보내는 배란 신호가 없기 때문에 난소 또한 배란 활동을 멈춘다. 직접적으로 배란은 이루어지지 않으면서 배란과 관계된 호르몬을 적절하게 들어오기 때문에 우리가 느끼는 몸의 변화나 불편감은 없다. 단지, 배란만 실제로 이루어지지 않을 뿐이다.

Tip, Tip, Tip

만 안드로겐과 구조적으로 비슷한 프로게스테론의 효능이 커지며 다모증이나 여드름 증가와 같은 안드로겐Androgen hormone[*] 관련 부작용이 많이 발생한다. 처방전 없이 약국에서 구매할 수 있다.

❸ 3세대 피임약

2세대의 프로게스테론의 효과는 가지고 있으면서, 다모증과 여드름 증가 등과 같은 안드로겐 관련 부작용을 감소시킨, 새로운 프로게스테론 성분으로 만들어진 약이다. 다만, 안드로겐 관련 부작용을 조절해서 여드름 감소에는 효과적이다. 하지만 에스트로겐 효과가 증대되면서 정맥 혈전성 색전증塞栓症, Embolism[**]의 위험이 증가하는 부작용이 있다. 2세대 피임약과 같이 처방전 없이 약국에서 구매할 수 있다.

❹ 4세대 피임약

단순 피임약이 아닌 호르몬을 조절하는 개념의 피임약이다. 항안드로겐 작용 성분이 들어 있어 여드름, 월경전증후군 등의 치료 목적으로 사용할 수 있다. 안드로겐 효과를 줄였기에 에스트로겐 효과가

[*] 여드름, 다모증 등의 증상을 동반하는 남성호르몬.

[**] 혈전(핏덩어리)이 이동하다 혈관을 막는 증상.

증대되어 혈전성 색전증의 위험이 증가할 수 있다. 2, 3세대와 달리 전문 의약품으로 분류되어 의사의 처방전이 필요하다.

피임약의 효과

월경양 조절, 생리통 감소, 월경전증후군 개선, 여드름 개선, 난소암 및 자궁내막암 발병 가능성 감소, 자궁 외 임신 가능성 감소 등.

피임약의 부작용

정맥 혈전성 색전증, 유방통, 울렁거리거나 토할 것 같은 느낌이 드는 증상, 두통, 여드름, 성욕 감소, 기분 변화, 체중 변화, 부정출혈 등.

Tip, Tip, Tip

응급피임약

"응급피임약을 받으러 왔어요."

"성관계는 언제 있었어요?"

"3일 전이요."

"확률적으로는 피임 효과가 조금 떨어지겠어요. 그래도 먹는 게 안전하긴 하죠."

"사실 질외사정을 하긴 했는데 좀 찝찝해서요. 그런데 저, 이 약 먹는 거 괜찮을까요?"

"어떤 점이 걱정이 되나요?"

"나중에 아이 갖거나 그럴 때 문제 생기지 않을까요? '응급피임약'이라는 이름부터 좀 무시무시하게 느껴지고…. 어떤 사람은 이거 복용하는 일이 유산시키는 거랑 똑같다고 해서 많이 고민하다 왔어요."

....

이제는 응급피임약이란 명칭이 더 익숙한 이 약은 처음 나올 당시엔 '사후피임약'이라는 명칭이 쓰였다. 성관계 후 임신 가능성이 있는 상태에서 먹는 피임약이라는 의미에서다. 수정 여부를 확인한 것은 아니지만 이제 막 생기려는 생명을 억제하는 행위일 수 있다는 이유로 논란이 있었다.

고농도의 프로게스테론 성분으로 만들어진 응급피임약을 복용하면 배란이 지연되거나 억제된다. 또한 착상을 방해하는 역할을 하기도 한다. 성관계 후 72시간 이내 복용해야 하며 되도록 24시간 이내에 먹어야 피임 효과가 좋다. 그러나 24시간 이내에 복용했어도 피임 확률은 90~95퍼센트 정도이므로 월경이 평소보다 2주 이상 늦어진다면 반드시 임신 여부를 확인해보아야 한다. 약을 먹으면 어지러움증이나 피로감, 구토감, 두통이 발생할 수 있다. 복용 후 2시간 이내에 구토를 했다면 다시 복용해야 한다.

이 약을 먹는 많은 사람이 가장 걱정하는 부분은 앞으로 생길지도 모르는 약의 부작용이다. 3년 뒤 혹은 5년 뒤에 이 약 때문에 건강에 나쁜 영향이 있지는 않을지, 특히 나중에 아이를 원하는 순간 지금 먹은 이 약으로 인해 임신이 잘 안 되는 건 아닐지 많이들 걱정한다. 확실한 것은, 지금 먹은 응급피임약이 다음 달 월경시작일까지는 많은 영향을 준다는 사실이다. 응급피임약 복용으로 급작스럽게 고농도의 프로게스테론이 몸에 들어갔기 때문에 월경이 늦어지고, 드물게는 부정출혈 증상도 나타날 수 있다. 그 이후 월경이 다시 시작되면 우리 몸의 호르몬 변화가 일어나기에 예전에 먹은 응급피임약의 영향이 거의 끝나게 된다. 그렇게 점차 정상적인 월경주기를 되찾을 수 있다.

4일 전 응급피임약을 먹었는데, 어제 또 별도의 피임 없이 성관계가 있었다면 어떻게 해야 할까?

🙂 "응급피임약 처방 받으러 왔어요."

👩‍⚕️ "최근 관계가 언제 있었어요?"

🙂 "사실 지난주에도 응급피임약을 한 번 먹었어요. 근데 어제 성관계를 가질 때 아무런 준비를 못해서 피임을 못 했어요."

👩‍⚕️ "응급피임약을 먹고 다음 달 월경하는 걸 확인하는 게 좋아요. 약을 또 먹으면 몸에 무리가 많이 가요."

🙂 "그럼 어떻게 해야 하죠?"

....

응급피임약은 아무 때나 손쉽게 먹는 약이 아니다. 정말 불가피하게 피임을 못 했을 때 어쩔 수 없이 복용해야 한다. 이 약을 한 번 복용했다면 다시는 가까운 시일 내에 복용하지 않도록 주의하고, 다른 피임법을 고려해야 한다. 관계가 뜸하다고 필요할 때마다 사다 먹으면 되지 않을까 생각하는 경우도 있는데, 한 월경주기 안에 한 번 이상 먹으면 이미 복용한 응급피임약으로 인해 깨진 호르몬 균형이 재복용한 응급피임약으로 더욱 깨질 수 있다. 부정출혈 증상과 월경불순이 있을 수 있다. 따라서 복용에 각별히 주의해야 한다.

피임주사

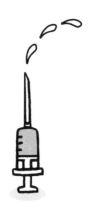

매일 먹어야 하는 피임약도, 자궁이든 팔이든 내 몸 안에 장치를 삽입하는 피임법도 원치 않는다면? 한 번 사용하면 꽤 장기간 피임 효과가 있고 임신을 원할 때 비교적 빨리 임신이 가능한 피임법이 있다. 바로 피임주사 요법이다.

이 요법은 월경을 시작한 지 5일 이내에 근육이나 피하에 주사를 놓아 배란 자체를 억제하는 방법이다. 피임 효과가 약 3개월 정도 유지된다.

획기적이라고 할 만큼 간편한 피임법이지만 정상적인 월경주기로 돌아오기 전까지의 기간이 불확실하다는 문제가 생기기도 한다. 이론적으로는 3개월이 지나고 다시 배란이 시작되어 월경이 이어져야 하지만, 개인에 따라 차이가 크기 때문이다. 월경주기가 돌아오기까지 불안함 등이 스트레스로 작용할 수 있다.

이 주사의 목적은 단기 피임이다. 3개월마다 주기적으로 피임주사를 맞게 되면 장기적인 호르몬 부족에 따른 몸의 이상 증상이 나타날 수 있다. 여성호르몬 저하로 인한 불규칙한 질출혈, 두통, 유방의 압통감, 우울감 등이 생길 수도 있다. 특히 2년 이상 지속적으로 주사를 맞으면 뼈 건강에 문제가 생길 수 있다. 배란 활동과 관계된 여성호르몬은 뼈 건강에도 영향을 미치는데, 이 주사를 반복해서 맞으면 여성호르몬 수치가 낮은 상태로 머물게 되어 뼈의 밀도가 급속도로 감소하기 때문이다.

특히 주사를 2년 넘게 연속해서 사용하면 장기적인 무배란 상태가 이어져 뼈 건강에 적신호가 켜질 수 있다. 따라서 2년 이상 사용하지는 않도록 하며 장기적 피임을 원한다면 또 다른 대안을 꼭 찾는 것이 좋다.

피임패치

일주일에 한 번씩 엉덩이, 배, 팔 위쪽과 상반신에 붙인 패치를 통해 호르몬이 주입되어 피임하는 방법인데 우리나라에는 상용화되어 있지 않다. 수영 혹은 목욕을 해도 잘 떨어지지 않아 무척 편리하지만 2~5퍼센트 확률로 패치가 떨어지기도 하며 생리통 등 부작용이 경구피임제보다 잦는 등의 단점이 있다.

Tip, Tip, Tip

루프

혹시 이런 생각이 든다면?

☐ 매일 먹는 피임약이 번거롭다.
☐ 피임약은 부작용이 있을까 봐 걱정된다.
☐ 준비하지 못한 채로 성관계를 해도 피임되면 좋겠다.
☐ 그러면서 내가 원할 때는 임신하고 싶다.

이런 생각을 하는 사람들에게 적절한 피임법이 바로 자궁 내 피임장치인 루프이다.

루프는 자궁내막에 작은 염증을 일으켜 수정란의 착상을 방해해 임신이 안 되게 하는 구조물을 통칭한다. 초창기에는 동그란 고리모양의 루프를 자궁내막에 설치하는 형태였고 최근에는 T 자로 된 루프가 많이 이용되고 있다.

가장 고전적이며 일반적인 것은 구리 루프로, 자궁내막에 놓이면 자궁내막의 염증을 일으켜 결국 정자가 들어와도 나팔관까지 도달하지 못하게 방해하는 역할을 해서 피임을 유도한다. 피임성공률이 99퍼센트로 높지만 삽입 후 월경양이 지나치게

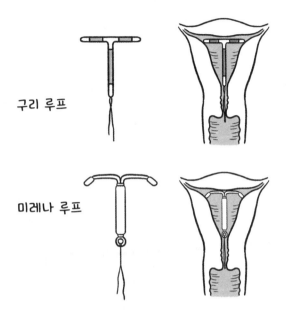

구리 루프

미레나 루프

늘거나 생리통이 생길 수도 있다는 단점이 있다.

최근 이러한 단점을 보완한 '미레나'라는 루프가 많이 사용된다. 미레나는 루프에 프로게스테론이 들어 있는 구조로, 이 호르몬은 자궁경부의 점액을 끈끈하게 만들어 정자가 나팔관으로 올라가는 걸 방해한다. 이 호르몬은 자궁내막이 늘어나는 것을 막아서 월경양을 줄여주고 생리통을 감소시키는 효과도 있다. 그래서 최근엔 월경양과 생리통 감소라는 치료 목적으로 시술을 받는 경우가 많다. 또한 자궁내막증식증 예방 및 초기 상태 치료를 위해서도 많이 이용된다.

하지만 호르몬이 분비가 되는 기구이기 때문에 내 몸에 적응하는 과정에서 불편한 증상이 나타난다. 주로 초기 여섯 달 내에 부정출혈이 있거나 두통, 여드름 등이 생길 수도 있다. 증상이 심하지 않으면 지켜보고, 너무 심하면 이를 조절해주는 호르몬제를 투여해서 호르몬 불균형을 교정하기도 한다.

루프를 제거하면 다시 임신할 수 있기 때문에 먹는 호르몬제를 지속적으로 복용하지 못하거나 콘돔 사용에 번거로움을 느끼는 사람의 경우 적절하게 활용할 수 있다.

응급 구리 루프

성관계 후 7일 이내에 구리 루프를 자궁 안으로 삽입하여 착상을 방해하는 방법이다. 자궁내막의 염증 상태를 유도하여 정상적인 착상을 방해하게 된다. 한 번 삽입하면 5년 정도 피임 효과가 유지된다. 가격도 8만 원에서 15만 원 정도로 경제적인 편이다.

하지만 구리가 자궁내막의 염증을 일으키는 원리로 피임이 이루어지는 과정에서 특정 증상이 있을 수 있다. 생리통이 증가하거나 월경양이 많아지는 부작용이 대표적이다. 그래서 구리 루프를 유지하지 못하고 중간에 빼는 경우도 종종 있다. 개인에 따라 부작용 종류와 정도가 각기 달라 정확하게 예측하기는 어렵다. 그래서 시술 전에 이같은 부작용이 있을 수 있다는 점을 숙지해야 한다.

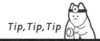

Tip, Tip, Tip

루프에 대한 소문과 사실

처음 들어보는 사람이 꽤 많을 정도로 낯선 피임법인만큼 루프에 대해 잘못된 사실이 만연하게 퍼져 있다. 아래 내용을 보며 제대로 알아보자.

체크 1 **루프는 아이 낳은 사람에게만 가능한 피임법이다?**

루프는 자궁경부를 지나 자궁 안으로 삽입한다. 분만하지 않은 여성의 자궁경부는 비교적 입구가 좁아 루프 삽입이 어려울 수 있다. 하지만 자궁경부 조직은 굉장히 부드럽고 탄력적이라, 일시적으로 넓힐 수 있다. 따라서 출산을 경험한 사람의 자궁에 루프를 상대적으로 쉽게 삽입할 수 있을 뿐, 이들만 사용할 수 있다는 말은 사실이 아니다.

최근에는 아이를 낳은 경험이 없는 사람들을 위해 더 작고 얇은 루프가 출시되고 있다. 실제로 삽입 과정에서 통증이 덜하다.

체크 2 **루프는 임신에 안 좋은 영향을 미친다?**

개인에 따라 다소 차이가 있을 수 있지만, 중요한 사실은 임신력이 복원된다는 것이다.

자궁 내 피임장치에 대부분 젊은 여성은 거부감을 느낀다. 자궁 안에 삽입하는 것부터 이미 아플 것 같다는 공포감이 느껴지고 자궁 안에 있으니 임신할 때 좋지 않은 영향을 미칠 수 있다고 생각하기 때문이다. 하지만 루프를 제거하고 수개월 이내에 임신이 가능하다.

체크 3 **루프가 자궁벽을 뚫는다?**

자궁 내 피임장치가 자궁벽을 계속 자극하고 누르다 보면, 그 부분이 위축되고 구멍이 날 수도 있다. 하지만 이런 경우는 매우 드물다. 발생한다면 출산 직후처럼 자궁벽이 얇아져 있는 상태일 때와 같은 특수한 상황일 가능성이 높다.

자궁벽을 뚫으면 루프가 골반강 내에 위치하게 된다. 하복부 엑스레이로 루프의 위치를 확인해보고 복강경 수술腹腔鏡手術, Laparoscopic surgery(복부를 직접 열지 않고 복부에 직경 약 1센티미터의 구멍을 3, 4개 정도 내고 내시경 카메라와 수술 기구를 삽입해서 하는 수술)로 제거해야 한다. 엑스레이를 찍었지만 상복부, 하복부 어디에도 없다면 월경혈이 많은 날 피와 같이 밖으로 빠진 것으로 의심해볼 수 있다.

체크 4) 루프를 하면 배가 아프다?

자궁 안에 피임장치가 있으니 없을 때보다 불편하고 배가 아프게 느껴질 수 있다. 하지만 실제로 루프는 자궁 안에 있기 때문에 통증을 느낄 가능성은 거의 없다. 루프를 처음 삽입하는 과정에서 자궁을 자극하기 때문에 배가 아프지만, 루프가 일단 자궁 안에서 자리를 잡으면 그 루프를 자각할 일은 전혀 없다. 무게감을 느끼거나 뭔가 끼워져 있는 듯한 불편감 또한 느껴지지 않는다. 자궁내막이 배란주기에 따라 얇아지거나 두꺼워지는 것을 느끼는 못하는 것처럼 말이다.

체크 5) 상대방이 루프를 느낄 수밖에 없다?

루프는 자궁에 있고, 루프를 제거하기 위해 쓰는 실을 자궁 밖에 놓는다. 다시 말해 질과 자궁의 경계인 자궁경부 쪽에 실이 걸쳐져 있을 뿐, 실이 질에 놓이진 않는다.

성관계할 때 깊은 삽입으로 실 끝이 느껴지고 불편하다면 병원에서 실을 더 짧게 자르면 된

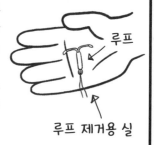

루프

루프 제거용 실

다. 하지만 실 자체가 굉장히 얇기 때문에, 흔한 경우는 아니다.

체크6 루프를 하면 자궁 외 임신이 더 쉽게 발생한다?

루프는 피임성공률 97퍼센트다. 아주 적은 확률로 임신이 되기도 하는데 자궁내막이 아닌 비정상적인 자궁 외 공간에서 임신될 확률은 루프가 없는 상태에서의 임신보다 확률적으로 더 높다. 하지만 중요한 것은, 애초에 루프를 한 상태에서 임신할 확률이 희박하다는 점이다.

체크7 루프를 하면 골반염에 쉽게 걸린다?

루프는 자궁경부에 삽입되기 전까지 무균 상태로 보관되기에 그 자체로는 균 감염이 잘 생기지 않는다. 단, 이미 자궁경부에 염증성 질환이 있던 사람이라면 루프를 삽입하는 과정에서 자궁경부에 있던 균이 루프를 통해 같이 자궁 안쪽으로 들어올 수는 있다.

또한 처음 루프가 자궁 안으로 들어가는 과정에서 균이 옮을 수도 있다. 이러한 경우 루프를 바로 빼지 않고 항생제를 사용해서 골반염이나 염증을 치료한다. 증상이 호전되지 않으면 루프를 제거하기도 한다.

임플라논

한 드라마에서 "다시는 임신을 못 하게 하겠다"라며 시어머니가 며느리에게 주사를 놓는 엽기적인 장면이 나왔었다. 팔에다 주사 단 한 방을 놓았을 뿐인데 임신이 안 된다니 많이들 신기하셨나보다. 이 장면이 방영된 이후 관련 문의가 많이 있었다. "정말 팔에 주사를 맞아서 임신이 안 되게 할 수 있나요?" "그럼 그 며느리는 다시는 아이를 못 갖는 건가요?" 등등. 말도 안 되는 이야기지만서도 드라마에서 나오니 혹시나 하는 마음에 많이들 물어보곤 했다.

팔에 맞는 주사 한 방으로 평생 피임되는 방법은 없다. 다만, 팔에다 심는 3년짜리 피임 도구는 실제로 존재한다. 간편하게 팔에 심는 피임기구라니, 접근하기 좀 더 수월하게 느껴진다.

아는 사람은 알고 모르는 사람은 모르는 피임기구가 바로 피하 이식 호르몬 피임제이다. 가로 4센티미터, 세로 지름 2밀리미터의 막대 모양으로 팔 안쪽 피하지방층에 삽입한다. 지속적으로 프로게스테론이 분비되어 시상하부와 뇌하수체에 작용해

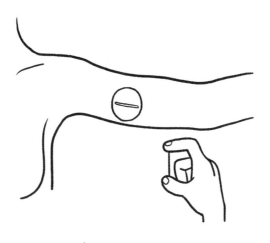

배란을 억제하고, 자궁경부 점액과 자궁난관 운동에도 영향을 미쳐 정자의 운동이 어려워져 피임이 이루어진다. 미국 FDA 승인을 받았으며 매일매일 귀찮게 약을 챙겨먹지 않아도 되고, 장기간(약 3년) 피임이 된다. 임신을 원할 땐 언제든 제거할 수 있으며 가임력이 복원된다. 무엇보다도 건드리고 싶지 않은 자궁이라는 소중한 부위에 장치를 삽입하지 않아도 된다는 장점 때문인지 실제 20·30세대가 많이 문의하기도 한다.

 팔에 삽입하는 방법도 비교적 간단하다. 병원에서 국소 마취를 하고 주사침 같은 가이드를 팔 안쪽에 찔러 넣고 빼면 기구만 몸 안에 남는다. 주사침이 들어갈 때 살짝 따갑지만 통증이 크지 않고 시술도 간단하다. 한 바늘 정도 봉합하고 기구가 고정될 수 있도록 하루 정도만 압박붕대를 하면 된다. 제거할 때도 해당 부위를 살짝 절개해 꺼낸다. 팔에 작은 흉터가 남을 수도 있다.

비교적 간단한 피임법이지만 반드시 산부인과에 가서 이 기구를 삽입해도 무리가 없는 몸 상태인지, 어떤 부작용이 있는지 등을 설명 듣고 안전하게 시술을 받아야 한다. 또한 배란 억제로 인한 호르몬 변화는 부정출혈, 여드름, 두통, 정서불안, 체중 증가 등의 증상을 야기할 수 있다는 점도 유념해야 한다.

월경 주기법

37세 여성이 내원했다. 임신테스트 결과는 양성이었다.

😮 "어머! 저 정말 임신 맞아요? 근데 좀 이상해요."

👩 "뭐가요?"

😮 "배란일은 월경 끝나고 2주 뒤 아닌가요? 그래서 그날은 피해서 관계했는데요."

👩 "언제 관계하셨나요?"

😮 "월경 끝나고 일주일 뒤 정도요."

👩 "그때가 딱 배란일인데요? 배란일에 관계하셨네요."

😮 "아, 월경 끝나고 2주 뒤가 배란일 아닌가요? 월경 끝나고 2주 뒤가 배란일인 줄 알고, 월경 끝나고 일주일 뒤에는 안심했어요."

....

대부분 본인의 배란일을 정확하게 알지는 못하고 월경이 끝난 뒤 약 일주일이 지나면 배란일일 거라고 추측한다. 혹은 위의 사례처럼 본인의 배란일을 제대로 알지 못하고 최근 한 월경을 기준으로 계산하는 경우가 꽤 있다. 더욱이 배란일을 피했다고 안심한 채 성관계를 가지니 위의 사례와 같이 임신하는 경우도 종종 생긴다. 월경 주기법을 틀리게 알고 있는 것이다.

월경 주기법은 배란일을 계산해서 앞뒤로 3~4일 정도, 즉 가임기인 약 7~8일 동안 관계를 하지 않는 방법으로 이 피임법을 활용하기 위해서는 다음 두 가지 내용을 꼭 기억해야 한다.

첫 번째, 배란일은 이번 달 월경을 기준으로 계산하는 것이 아니라는 점.

두 번째, 배란일은 다음 달 월경예정일을 기준으로 계산한다는 점.

월경 주기법을 활용하기 위해선 일단 본인의 월경주기가 규칙적인지부터 확인해야 한다. 규칙적이라면 활용해볼 만한 피임법이지만 현실적으로 매번 오차 없이 정확한 시점에 배란이 이루어지는 사람은 거의 없다. 그때그때의 컨디션에 따라 배란이 빨리 되거나 생각보다 늦어지는 경우가 많기 때문이다.

월경이 시작되며 이후에 있을 배란이 컨디션에 따라 제대로 준비되지 못 할 수도 있다. 준비가 순조롭지 못하고 난소반응이 더뎌지면 그만큼 배란이 늦어진다. 이미 한 월경일을 기준으로 배란일을 따지면 월경 주기법이 아무 쓸모 없어진다. 반면 일단 배란되면 누구나 14일 후에 월경이 시작되기에 다음 달 월경예정일을 기준으로 배란일을 계산하면 월경 주기법이 조금은 더 유용해질 수 있다. 쉽게 말하면, 다음 달 월경예정일에서 14일을 빼면 그날이 곧 있을 배란예정일이다. 다음 달 월경예정일이 정확하지 않으면 정확한 배란일 예측이 어렵다.

　다시 한번 강조하지만 월경 주기법만으로는 피임이 효과적으로 이루어질 수 없다. 그러니 배란일이 아니라고 맘 편히 관계를 가져선 안 된다.

질외사정

"임신테스트 결과 양성이 나왔어요."

"네. 마지막 월경 시작일이 언제인가요?"

"저, 근데요… 제가 피임을 했는데요…. 어떻게 임신이 된 걸까요?"

"어떤 피임법을 이용했는데요?"

"질외사정이요."

"음…, 질외사정이야 당연히 하다 보면 실수할 수도 있어서 피임에 실패할 확률이 높죠."

"그동안 질외사정으로 임신이 안 되었는데, 신랑이 조절 능력이 떨어졌나 봐요."

"원래 질외사정 자체가 피임이 잘 안 돼요. 사정 직전에 좀 늦게 빼서가 아니라, 사정 전에 나오는 남성의 쿠퍼액에서도 정자가 일부 나와서요. 사정 시점을 잘 조절해도 임신은 될 수 있어요."

질외사정은 정자를 자궁에 들어가지 않게 하기 위해 몸 밖에 사정하는 행위를 말한다. 병원에서도 예상치 못한 임신의 대부분, 특히 "피임했는데 임신했어요"라고 말하는 분들 다섯에 네

명은 질외사정으로 피임했다고 답했던 것 같다. 질외사정을 왜 아직도 피임법이라 여기는지 도무지 이해할 수 없다. 다소 격양된 말투로 한 방송 프로그램에서 '질외사정의 피임성공률은 0퍼센트'라고 이야기했던 적도 있다.

사정 전에 나오는 쿠퍼액에는 정자가 약간이라도 있을 수 있다. 또한 타이밍을 놓쳐 질내사정을 하는 사태가 벌어질 수도 있다. 그러니 "아이를 원치 않는다면 질외사정은 하지 마세요"라고 말하고 싶다.

월경 중 성관계

"월경 중인데 성관계해도 되나요?"라는 질문을 꽤 받는다.
"임신할 확률이 낮은 기간이니까 걱정 없이 성관계하기엔 최적
이지 않아요?"라고까지 묻는 사람도 있다. 월경 중 성관계, 괜
찮을까? 다음 경우를 살펴보자.

👩 "월경 끝나고 질이 따갑고, 냄새도 나는 것 같아요."

👩‍🦰 "월경 전에는 이상한 증후 같은 거 없었어요?"

👩 "네. 그런 건 없었는데…. 사실 월경기간에 남자친구와 성관계를 했어요.
평소보다 아프고 불편했는데, 월경 끝나고 나니 더 따갑고 아파요."

월경기간에 성관계를 할 수는 있다. 자궁에서 질을 통해 피가
배출되지만 음경이 삽입되지 않을 정도로 피가 많이 쏟아져 나
오지 않기에 무리는 아니다. 다만, 위생적으로 생각해볼 필요는
있다.

우선 남성의 성기를 통해 들어온 세균이 자궁내막으로 침투
하기가 더 쉽다. 또한 월경 시 자궁내막이 질을 통해 밖으로 배

출되는데 평소라면 질 안에 머물렀을 균이 월경혈의 역류와 함께 안쪽으로 유입될 수 있다. 경우에 따라서는 일부 나팔관을 지나 골반 안으로 역류해 통증을 일으키기도 한다.

또한 보통 질 안에서 나쁜 균의 활성을 억제하고 막아주는 정상 세균들의 활동이 월경 시에는 월경혈로 약해져 있는 상태이기에 평소보다 질염이나 골반염에 노출될 가능성이 더 크다. 앞에서 살펴볼 사례처럼 월경 중 성관계 후 외성기가 쓰라린 이유도 피부자극에 예민한 시기이기 때문이다. 월경할 때는 축축한 혈액이 질 벽 안에 머물며 피부를 자극한다. 평소보다 피부가 더 예민하고 약해진 상태. 이때 성관계의 삽입 과정으로 마찰까지 생기면 질 내 피부에 상처가 생기거나 자극 증상이 나타나기도 쉽다.

따라서 월경 중엔 가급적이면 성관계를 피하고, 하더라도 콘돔 같은 성병 예방기구를 반드시 착용하자. 균이 가장 쉽고 빠르게 내 몸 깊숙히 침투할 수 있는 시기이니 말이다. 또한, 피부가 예민해져 있기 때문에 충분한 전희를 통해 질벽이 이완되었을 때 남성의 생식기를 삽입하도록 하자.

월경에 대하여

① 월경은 한 달에 한 번 한다고 하여 '달거리'라고도 불린다.

② 월경기간은 월경하는 약 3~8일 정도의 시기를 뜻한다.

③ 월경주기는 월경을 시작한 날에서부터 다음 월경 시작 날까지의 기간을 뜻한다. 21~45일을 정상 범주로 보며 보통 28일이다.

④ 산부인과에서 자주 듣는 "월경 잘 하나요?"라는 질문에서 '월경을 잘 한다'는 표현은 보통 월경주기가 규칙적이고 월경양이 적당하며 생리통도 심하지 않은 경우를 의미한다.

⑤ 종종 월경 시작과 끝이 언제인지 말하기 애매하게 묻어나는 출혈이 월경기간 앞뒤로 3~4일 이내에 발생한다면 크게 걱정하지 않아도 된다.

월경양

　중학생 때, 학교 의자에 앉아 있는데 '아차' 하는 느낌이 들며 밑이 축축해졌다. 불안한 직감은 틀리지 않았다. 월경혈이 샌 것이다. 다행히 체크무늬 치마여서 잘 보이지는 않았지만 그래도 딱 그 자리인지라, 월경혈이 샌 것을 눈치챌 수밖에 없다고 생각이 드니 너무 괴로웠다.

　'왜 시도 때도 없이 이렇게 많은 피가 내 몸에서 나올까?'

　'하루에 내 몸에서 나오는 월경양은 얼마나 될까?'

　생리대를 갈 때마다 하얀 생리대를 가득 채운 붉은 선혈을 보며 작은 세숫대야를 가득 채울 만큼 많은 피를 흘리고 있구나, 라고 생각했었다. 하지만 의과대학을 들어가고 난 후 그 생각이 와장창 깨졌다. 월경양은 대략 80cc로 불과 요구르트 한 병 정도. 믿을 수 없었다. 일주일 동안 생리대를 차느라 그 고생을 하는데 고작 이 정도 양밖에 안 된다니. 허무하기도 하고 황당하기도 했던 기억이 있다.

　물론 개인마다 월경양에 차이가 있다. 80cc보다 좀 더 적거나 많을 수도 있다. 보통은 생리대나 탐폰의 사용 패턴으로 월경양을 파악할 수 있다. 생리대나 탐폰에는 월경혈을 한 번에 흡수할 수 있는 한계량이 있다. 그 한계량을 다 채우는 시간이 3시간보다 짧다면 본인의 월경양이 보통보다 많은 것은 아닌지 생각을 해봐야 한다. 월경양이 가장 많을 때 생리대를 2시간도 되지 않아 갈아야 하는 경우도 월경양이 평균보다 많다고 의심된다. 반대로 월경기간 동안 한 번도 생리대가 월경혈로 흠뻑, 충분히 젖지 않거나 3~4시간 간격으로 생리대를 가는데 겨우 묻어 있는 정도의 출혈만으로 월경이 끝난다면 월경양이 평균보다 너무 적은 것은 아닌지 의심된다.

월경양이 많다면?

원래 남들보다 월경양이 많은 사람도 물론 있지만, 보통 자궁이 건강하지 않을 때 월경양이 많아진다. 따라서 월경양이 너무 많다면 산부인과에 가서 골반초음파를 통해 자궁내막과 자궁벽 상태를 확인해보는 것이 좋다. 자궁선근증이나 자궁내막 용종, 자궁내막증식증 등 여러 가지 자궁질환이 월경과다를 일으킬 수 있다. 또한 자궁의 형태에 이상이 있을 수 있으며 혈액응고장애와 같은 질환으로 월경과다 증상이 있을 수 있다.

　월경혈은 소변과 분변처럼 응당 몸 밖으로 나가야 할 피라고 생각하는 분들이 많다. 하지만 월경양이 지나치게 많아 수혈하거나 급작스런 쇼크가 발생하는 경우가 생각보다 많다.

반대로 월경양이 적다면?

월경은 규칙적으로 하는데 양이 줄어든 경우가 있다. 제대로 월경
하는 기간이 2~3일밖에 되지 않고 월경양이 예전보다 줄어 병원
에 오는 경우가 있다. "월경양이 줄었어요"라고 이야기하는 분의
눈에서 '혹시 이러다 폐경이 되는 건가요?'라는 걱정이 느껴진다.

보통 30세 이상이면 여성호르몬 수치가 조금씩 감소해 월경
양이 서서히 줄어든다. 하지만 배란 기능은 폐경 때까지 유지되
므로 가임력은 여전하다.

월경양과 폐경 시기는 직접적인 연관이 없다. 개인의 체지방
량을 비롯해 체질적인 부분과 컨디션 등에 의해서 월경양은 얼
마든지 변할 수 있다.

다만 월경기간에 단 한 번도 생리대를 충분히 적실 정도의 출
혈이 없다면 제대로 배란이 되지 않고 정체되어 있던 자궁내막
의 일부만 흘러나왔을 가능성도 있다. 이런 경우 '월경양이 적
네'라고 생각만 하지 말고 '정상적인 월경을 하지 않았다'고 판
단하여 내원하는 것이 좋다.

생리통

고등학교 시절 얼굴이 하얗고 팔다리가 가늘어 무척이나 가녀리게 보이는 친구가 있었다. 한 달에 한 번씩 결석을 하곤 했는데, 생리통이 심해서라고 들었다. 월경기간이면 바닥에서 데굴데굴 구르기 일쑤이고 밥도 먹을 수 없을 정도라고 했다. 그 친구의 엄마께서 직접 학교까지 오셔서 딸을 부축해 집으로 데리고 갈 정도였다. 당시엔 '혹시 공부하기 싫어서 꾀병 부리는 건 아닐까?' 하는 생각도 들었다. 생리통이 없는 나에겐, 월경 때문에 저 정도로 아플 수 있다는 사실이 잘 와닿지 않았기 때문이다. 하지만 지금은 그 고통이 얼마나 괴로운지, 말하기조차 힘든 고통인지 안다. 산부인과 의사가 되고 나서 생리통 때문에 굉장히 고통스러워하는 환자들을 하루에 한두 명 이상 꼭 마주하기 때문이다.

생리통은 무려 가임기 여성 50퍼센트가 경험하는, 질병이 아닌 질병이다. 그중 15퍼센트는 일상생활을 저해당할 만큼의 극심한 생리통에 시달리고 있다. 하지만 한 연구에 따르면 생리통 때문에 병원을 방문한 사람은 약 15퍼센트뿐이며, 절반 이상은 약국을 포함해 어떠한 의료기관도 방문하지 않는 것으로 나타난 바 있다. 대부분 여성이기에 어쩔 수 없이 겪는 고통으로 치부하며 그저 버텨야 한다고 생각하는 경우가 많다. 물론 심하지 않은 경우 생활습관과 식습관 교정을 통한 노력으로도 생리통이 나아질 수 있지만 심각하게 괴롭다면 아래의 방법을 참고해 보자.

생리통, 어떻게 하면 나아질까?

오메가3와 비타민E는 생리통 완화에 좋으며, 자궁의 과도한 수축을 막기 위해 칼슘이 풍부한 우유를 마시는 것으로 자궁의 과도한 수축을 막는데 도움이 된다. 큰 창자 및 작은 창자의 벽과 수축된 자궁을 이완시킬 수 있는 온찜질도 좋은 방법이다. 피해야 할 것은 카페인이 함유된 음료로, 커피가 대표적이다. 카페인은 혈관을 수축시켜 혈액순환을 저해한다.

　한 달의 4분의 1이나 되는 월경기간이 지옥 같다면 적극 대처해야 한다. 가장 먼저 할 수 있는 대처 방안은 생리통약, 바로 진통제를 복용하는 것이다. 하지만 지속적으로 진통제를 먹게 되면 내성이 생겨 약 효과가 떨어지고, 복용량을 늘려야 할까 봐 걱정하는 사람들이 꽤 많다. 하지만 지속적으로 진통제를 복용한다고 해서 내성이 생기는 것은 아니다. 다만, 진통제 복용이 속쓰림 등의 위장관* 장애를 일으킬 수 있다는 점을 유의하자.

진통제로 버텨내기 어렵다면 호르몬제인 피임약을 복용해볼 수 있다. 월경과다와 생리통을 완화시키는 데 도움이 되는 특정 종류의 피임약이 있다. 단순히 피임 목적이 아닌 치료 목적의 복용이기 때문에 반드시 내원해서 목적에 맞는 약을 처방받는 것이 중요하다.

또 다른 방법으로 자궁 내 피임장치 중 하나인 미레나를 써볼 수 있다. 자궁에 기구를 삽입하는 것이 자궁을 영구적으로 손상시키는 행위인 것 같지만 실제로 미레나 제거 후 가임력이 회복된다.

●
위와 창자를 포함하는
소화계통의 한 부분.

생리통으로 너무나 괴롭다면

생리통으로 괴로워하는 이들에게 다음과 같은 질문을 던진다.

"초경이 시작되었던 당시 생리통 정도는 어땠나요?"
"갑자기 없던 생리통이 생긴 건가요?"
"원래 있던 생리통이 더 심해지거나 조절이 안 되어서 병원에 왔나요?"
"월경 시작 후 2~3일 내에 생리통이 사라지나요? 아니면 월경기간 내내 괴롭나요?"

대답을 토대로 생리통을 크게 두 부류로 나눈다.
첫째, 질병이시난 난번에 해결하기 힘든 '일차성 생리통'이다. 자궁과 난소에 구조적 이상은 없고 외부에서 침입한 나쁜 균도 없으며 타고난 기질이 큰 부분을 차지한다.
둘째, 자궁이나 난소에 질병과 같은 변화가 일어나서 발생되었기에 해결할 실마리가 있는 '이차성 생리통'이다.

일차성 생리통은 월경 시 자궁을 수축시키는 호르몬 분비가 증가되어 발생하는 것으로 추측되고 있다. 자궁이 살짝 수축하는 게 뭐 그렇게 아플까 싶지만, 출산 때 극심한 고통의 원인 중 하나가 바로 이 자궁근육 수축이다. 자궁수축 자체도 상당한 통증을 일으키는데, 이때 자궁근육 사이에 흐르는 혈관까지 조여지며 혈액 공급이 막히면 통증을 더욱 극심하게 만든다.
이차성 생리통은 과거에는 없다가 생긴 통증으로, 월경기간 내내 통증이 지속되는 경우가 많다. 이런 경우는 자궁근종이나 자궁선근증, 자궁내막증, 골반염 등의 질병을 의심해볼 수 있다. 이차성 생리통은 특정 질병으로 인해 생긴 것이기에 치료하면 자연스럽게 생리통이 호전될 수 있다.

일차성 생리통의 특징

❶ 초경 후 24개월 이내 시작됨.
❷ 월경 시작 몇 시간 전이나 직후에 시작되어 2~3일 지속되고 저절로 호전됨.
❸ 월경주기와 같이 주기적으로 통증이 나타남.
❹ 구토, 설사 등의 위장관장애 증상을 동반함.
❺ 생활 습관 교정, 비스테로이드 항염증제NSAID 치료, 루프 등으로 치료함.

이차성 생리통의 특징

❶ 주로 20대 이후에 발생함.
❷ 월경기간 내내 증상이 지속됨.
❸ 생리통 외에도 월경불순, 월경양 증가 등 다른 이상 증상을 동반함.
❹ 진통제를 먹어도 잘 호전되지 않음.
❺ 생리통을 일으키는 증상 및 질환에 맞게 치료함.

월경전증후군

"한 달에 반 정도 우울해요. 예전에는 월경을 시작하기 2~3일 전에 그냥 가슴이 빵빵한 느낌이 들면서 아프고, 아랫배가 부글부글해서 불편했어요. 근데 점점 그 기간이 늘어나서 이제는 배란일 이후 이유 없이 쉽게 짜증이 나고 부정적인 생각이 많이 들어요. 몸도 몸대로 불편한데 정신적으로도 계속 불쾌하고 우울하니까 힘들어요."

경험해본 사람은 격하게 공감하고, 경험해보지 못한 사람은 쉽게 납득이 안 되는 게 바로 월경전증후군PMS이다.

배란된 난포에서 프로게스테론이 분비된다. 이 호르몬은 착상을 도와주는 역할을 하고 가슴을 일시적으로 크게 만들기도 하는데 동시에 소화불량과 불쾌한 감정 등을 일으키기도 한다. 같은 상황인데도 이 호르몬이 분비되면 개인차는 있지만 보통 더 우울하고 불쾌한 기분이 든다.

이 호르몬은 배란 후부터 월경 시작 직전에 최고조로 분비된다. 이 기간에 예민해지고 컨디션이 저하되는 이유다. 정도가 심해져서 사회생활에 영향을 주는 경우를 월경전증후군이라고 한다.

나 역시 월경전증후군에 영향을 많이 받는 편이다. 배란일이 지난 다음 나타나는 기분 변화를 스스로 찬찬히 살펴본다. 호르몬의 영향은 아닐까? 몸이 불편해서 컨디션이 떨어지는 것은 아닐까? 이성적으로 지금 상황을 판단하고 이해해도, 예민한 상태이며 불쾌한 기분이 나아지질 않는다.

혹자는 월경 전에 몸과 마음이 힘들고 기분이 예민해지는 이유가 정신력이 약하기 때문이라고 쉽게 말한다. 하지만 호르몬에 의해 심한 정서적 변화를 경험하는 당사자는 생각 이상의 큰 고통을 호소한다. 우울감과 불쾌감은 한번 빠지면 쉽게 헤어나오기 힘든 덫과 같다. 그런 사람에게 "마음을 넓게 먹어라" "아름다운 생각, 긍정적인 생각으로 이겨내라"라고 말하는 것은 너무나 가혹하고, 무례하다. 따라서 월경전증후군이 나타나면 단순히 마음을 바꿔 먹는 것으로 이를 해소하려 하기 보단, 이를 질병으로 직시해 본인의 상태를 파악하고 치료를 받아야 한다.

치료는 배란 후 널뛰는 호르몬의 변화를 잡아주는 피임약으로 할 수 있다. 이 약을 매일 복용하면 배란 후 발생되는 프로게스테론의 급증을 막아 월경전증후군의 정도를 약화시킬 수 있다. 따라서 가까운 산부인과에서 본인 상태를 점검받고 약을 처방받는 것이 좋다. 호르몬제를 복용해도 이러한 불쾌감이 쉽게 호전이 되지 않는다면, 정신과 치료를 병행하는 것도 좋다.

월경전증후군의 정신과적 진단기준

보통 정신과에선 아래와 같은 기준으로 월경전증후군 여부를 진단한다.

CHECK LIST

중요 증상
☐ 심각한 우울상태   ☐ 심각한 정서장애
☐ 심각한 불안, 긴장, 초조감

기타 증상
☐ 피로, 무기력   ☐ 집중 장애
☐ 불면증 혹은 수면과다   ☐ 식성의 변화
☐ 일상생활에 대한 관심 감소
☐ 감정조절이 어려운 상태
☐ 신체적 증상: 두통, 유방통, 부종, 더부룩한 증상, 관절통, 근육통, 체중 증가

다음 기준을 만족할 경우 월경전증후군으로 진단함	• 중요 증상 한 가지 이상, 기타 증상 네 가지 이상이 나타난다. • 배란 이후 나오는 여러 호르몬의 영향으로 월경전증후군이 심해지다가 월경 시작 전에 가장 심하고 월경이 시작하면 며칠 안에 사라진다. • 직장 혹은 학교 생활, 인간 관계에 막대한 영향을 준다. • 진단 이후에도 2회 이상 반복적으로 월경전증후군이 나타난다.

출처: The American Psychiatric Association

Tip, Tip, Tip

월경과 여드름

😷 "피부과에서 꾸준히 여드름 치료를 받았는데 나아지지 않아서 산부인과 진료를 권고받았어요."

👩 "평소 월경은 규칙적으로 하시는 편인가요?"

....

여드름은 월경과 무슨 관계가 있을까?

그리고 피임약을 먹으면 여드름에도 효과가 있다는데 이 역시 무슨 관계일까?

남성호르몬 계열인 안드로겐 수치가 올라가면 피지 분비양이 많아져 여드름이 생긴다. 월경할 때가 되면 안드로겐의 영향을 특히 많이 받는 코와 입 주변에 여드름이 증가하기도 한다. 비교적 월경주기가 규칙적인 사람은 이러한 안드로겐 분비가 과하지 않고, 월경이 끝나면 다시 감소한다. 반면 배란장애로 인한 월경불순이 있는 경우 안드로겐이 과하게 분비되는데, 이 상태가 지속되면서 여드름이 증가한다. 따라서 월경불순과 함께 나타나는 여드름은 호르몬 불균형을 해소해주면 효과를 볼 수 있다.

이러한 호르몬 불균형을 해소하기 위한 방법 중 하나가 피임약 복용이다. 피임약은 안드로겐이 과하게 분비된 상태를 다시 안정적으로 만들어준다.

피임약에 들어있는 드로스피레논Drospirenone 성분은 항안드로겐 효과가 있으며, 여드름 치료제로 효과를 인정받았다. 드로스피레논 성분이 들어 있는 피임약은 산부인과에서 처방받을 수 있고, 여드름, 호르몬 불균형, 월경불순 등을 해결하는데 도움을 준다. 하지만 혈전성 색전증 등의 심각한 부작용이 있을 수 있어 주의해야 한다.

모든 피임약에 여드름을 낫게 하는 효과가 있는 것은 아니다. 오히려 부작용으로 여드름을 더 나게 만드는 피임약도 있으니 주의하자.

다시 한번 더 강조하지만, 피임약을 복용하기 전엔 반드시 용도에 맞는 피임약인지, 효과와 부작용은 무엇인지, 유의사항과 복용기간은 어떠한지 등을 전문가와 적절하게 상의해야 한다.

내 나이와 난소 나이

　엄마 배 속에서 20주 된 여성 태아의 난소에는 약 700만 개의 난자가 만들어진다. 그러다 일부가 소멸되어 태어날 때엔 평균적으로 200만 개의 난자를 갖고 세상에 나온다. 성장하는 사이 또다시 일부 난자가 소멸되어 사춘기가 시작되는 13세에는 약 30만 개만 남고 한 달에 한 개씩 난자가 나오는 배란이 시작된다. 초경시기도 다 다르고 월경주기도 다 다르지만 보통 일생 동안 난자 약 500개가 배란된다. 난자 30만 개 중 약 500개가

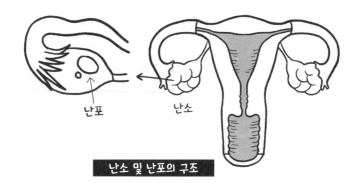

난포　　　　난소

난소 및 난포의 구조

배란되는 것이어서 초경 시기가 빠르거나 월경주기가 짧아도 폐경이 더 빨라지지 않는다.

100세 시대를 넘어 120세 시대로 향해 가고 있는 지금, 노인이라 여겨지는 연령도 점점 올라가고 있다. 예전 50대와 지금 50대는 확실히 다르다. 50대에도 20대 못지않은 피부와 아름다움을 유지하는 분들이 많다. 하지만 난소는 그렇지 않다. 예전 50대 여성의 난소 나이나 지금 50대 여성의 난소 나이나 크게 다르지 않다.

피부는 레이저 시술을 받으면 피부재생이 촉진되어 젊어질 수 있지만, 난자의 배란기능을 회복할 수 있는 방법은 아직까진 없다. 머리카락이 빠진 자리에 다시 머리카락이 나는 것과 달리, 배란되었다고 해서 난자가 새롭게 만들어지지 않는다. 처음 만들어진 그 상태에서 계속 하나씩 하나씩 배란되어 나가는 소모성 기관이기 때문이다.

우리가 먹는 나이와 난자의 나이가 같기에 어릴수록 난자의 상태도 더 건강할 수밖에 없다. 아무리 건강관리를 잘해도 40세 이상이 되면 가임력이 급격히 떨어지는 이유는 바로 이 때문이다.

난자동결

😊 "지금 당장 남자친구는 없지만 언젠가 아이가 있었으면 하는 마음은 커. 상황이 어떻게 될지 모르니까 미리 난자를 얼려 놓는 건 어떨까?"

....

친한 언니의 고민이다. 지인들뿐 아니라 최근 몇몇 연예인이 본인의 난자동결 경험을 TV와 팟캐스트 등에서 나누며 난자동결에 대한 관심이 전보다 커지고 있다. 점점 늦어지는 결혼 시기와 여성들의 활발해진 사회 활동 등으로 임신 시기가 늦춰지며 건강할 때 난자를 얼려 보관하길 원하는 사람이 늘고 있는 것이다.

난자동결의 첫 단계는 과배란이다. 한 달에 난자 한 개가 배란되는데, 한 개만 얼려서는 임신 가능성을 높이기 어렵다. 그래서 보통 3~4개 이상 채취해서 동결한다. 5~9일 정도 과배란 주사를 맞고 과배란 상태가 되면 작은 바늘로 배란 주머니에서 난자를 하나하나 채취한다. 주사를 이용하기 때문에 흉터나 통증이 없다. 수면마취를 할 필요도 없다. 채취한 난자를 얼린 후

질소탱크에 넣어 보관하면 끝. 필요할 때 난자를 해동해서 정자와 수정시킨 후 배아를 만들어 자궁에 이식하면 된다. 간단하다면 간단하고, 힘들다면 힘들다고 할 수 있는 과정이다.

과거 난자동결 기술의 가장 큰 난관은, 난자를 동결하는 과정에서 세포 내 얼음 결정이 생기는 것이었다. 이 얼음 결정이 난자의 구조와 기능을 파괴시키는 원인이었다. 하지만 의료기술이 발달하면서 동결 시술 시 난자가 손상되는 확률이 낮아지고 오랜 시간 보존해도 난자의 질이 떨어지지 않게 보관이 가능해졌다. 난자를 얼리는 과정도 저속 냉동법에서 고속 냉동 그리고 유리화 난자 동결법*으로 점점 발달하고 있다.

그럼 이세 누구나 난자동결로 언제든 임신할 수 있을까? 30세에 동결한 난자를 60세에 해동해 아이를 낳는 것이 가능할까? 아쉽게도 아직 연구가 더 필요한 상황이다. 난자는 정자와 수정시킬 수 있지만, 수정란을 60세의 여성의 몸에 넣었을 때 생착률은 지극히 떨어진다. 난자동결을 이용하여 수정시킨 뒤 만들어진 배아를 이식할 때, 배아를 받아들일 자궁 또한 건강해야 하기 때문에 이 부분에 대한 연구가 계속되고 있다.

대리모를 대안으로 생각해볼 수 있지만 우리나라에선 불법이다. 따라서 현재 상황

* 세포 손상을 최소화하는 초급속 냉동법.

에선 난자동결이 만능이라고 보긴 어렵다. 난자동결을 하기 전 좀 더 신중하게 전후를 따져봐야 하는 이유다.

난자동결은 젊은 나이에 항암치료나 난소 수술을 하는 여성에게 유용한 대안이 된다. 실제로 22세에 급성백혈병에 걸린 우리나라 환자가 항암치료 전에 난자동결 시술을 받았고, 이를 통해 10년 후 건강한 아기를 출산한 사례가 있다.

다낭성난소증후군

❶ 20대 후반 여성의 사례

(😊) "월경을 너무 안 해서 병원에 왔어요."

(👩) "마지막 월경이 언제 있었어요?"

(😊) "6개월 전이요."

(👩) "6개월 전이요? 임신 가능성은 없는 거죠? 월경이 6개월이나 없었는데 병원에 왜 이렇게 늦게 오셨어요?"

(😊) "원래도 좀 월경주기가 불규칙한 편이에요. 두 달에 한 번, 더 늦어지면 세 달에 한 번 하기도 했어요. 그래서 이번에도 그런 거라고 생각을 했는데 기다리다 보니 벌써 6개월이나 되었더라고요."

(👩) "두 달에 한 번, 세 달에 한 번 월경할 때 진료받아본 적은 없으세요?"

(😊) "5년 전에 다낭성난소증후군이라고 진단받긴 했어요. 그때 세 달 정도 월경을 안 해서 피임약 좀 먹다 말았어요."

❷ 30대 초반 여성의 사례

(😊) "월경주기가 점점 길어져요. 20대 초반에는 두 달에 한 번, 세 달에 한

번 하곤 했어요. 대학교를 졸업하고는 35~40일 간격으로 잘 했었는데, 작년 말부터 월경 간격이 다시 늘어나기 시작했어요."

🙂 "최근 월경 간격은 어때요?"

😰 "두 달에 한 번 정도 해요. 근데 양이 너무 적어서 월경을 제대로 한 건지 안 한 건지 의문이 들어요."

🙂 "몸무게가 증가하거나 여드름이 나는 등 다른 불편한 증상은 없어요?"

😰 "몸무게가 늘긴 했어요. 작년부터 2~3킬로그램 정도 찐 거 같은데, 다이어트를 해도 잘 안 빠지더라고요."

매번 두세 달에 한 번씩 혹은 그 이상의 기간에 걸쳐 월경을 드문드문 한다면 내원해보는 것이 좋다. 우리 몸은 원래 한 달에 한 번 월경하도록 프로그래밍되어 있다. 내 월경주기가 너무 늘어진다면 그건 오류가 났음을 의미한다.

다낭성난소증후군이란?

월경불순을 이유로 내원한 분들에게 "다낭성난소증후군입니다"라고 말씀드리면, 다들 "다낭성난소증후군이 뭐예요?"라고 묻는다. 한번에 쉽게 설명할 수 있고 치료 방향을 제시하면 좋으련만, 이 질문엔 꽤나 답하기 어렵다.

다낭성난소증후군多囊性卵巢症候群, Polycystic ovary syndrome은 뇌에

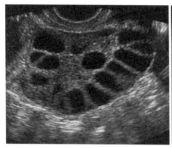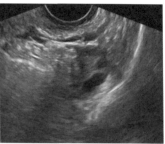

다낭성난소증후군의 난소(왼쪽)는 정상적인 난소(오른쪽)에 비해 크기가 커지고
약 1~2밀리미터 크기의 난포 여러 개가 진주목걸이처럼 나란히 나타나기도 한다.

서 보내는 신호를 난소에서 제대로 인식하지 못하며 발생하는
배란장애로 여러 증상이 나타나는 복잡한 질병이다. 배란장애
로 인해 만성적인 무배란 상태가 나타나며 무배란에 따른 부정
출혈 증상도 종종 나타난다. 또한 남성호르몬이 상대적으로 증
가하기에 여드름, 다모증 등의 증상도 나타난다. 배란이 되지
않아 월경도 하지 않게 되는 질병이기에 난임의 주 원인이기도
하다.

특히 난포 한 개가 제대로 자라 배란되는 정상적인 배란 상태
와 달리 배란장애로 난포 여러 개가 미성숙하게 자라는 증상이
주로 나타난다. 골반초음파 상엔 난소의 가장자리를 따라 주머

니(낭) 모양의 난포 여러 개가 보이기도 한다.

가임기 여성의 4~7퍼센트 정도가 다낭성난소증후군인 것으로 보이고, 최근 들어 유병률이 무서운 속도로 증가하고 있다.

다낭성난소증후군은 왜 생기며 어떤 증상이 나타날까?

'증후군'이라는 표현에서 알 수 있듯, 원인도 증상도 개인에 따라 제각각이다. 아직까진 하나의 핵심적인 인과관계라고 제시될 만한 사실 없이 다양한 의견이 제시되고 있다.

증상으로는 체중 증가로 인한 에너지 조절 이상, 생식샘자극

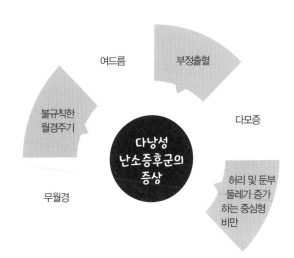

여드름

부정출혈

불규칙한
월경주기

다모증

다낭성
난소증후군의
증상

허리 및 둔부
둘레가 증가
하는 중심형
비만

무월경

호르몬분비호르몬의 분비체계 이상, 안드로겐 합성 및 작용의 결함, 인슐린 저항성 등이 있다. 개인에 따라 위의 특징의 일부 혹은 전부가 나타나기도 한다.

특히 최근들어 중요성이 더욱 강조되는 인슐린 저항성은 인슐린 수용체가 제대로 된 신호전달체계를 갖지 못해 호르몬 신호 전달이 비정상적으로 이루어지는 상태로, 장기적으로 비만이나 당뇨 같은 대사성 질환으로 이어질 수 있어 특히 주의해야 한다.

어떻게 치료할까?

원인도 명확하지 않으며 증상도 개인차가 큰 다낭성난소증후군은 치료라는 개념이 없다. 다낭성난소증후군으로 진단받은 사람도 상황에 따라 증상이 나타는 정도가 심했다 약해졌다 할 뿐이다. 따라서 다낭성난소증후군은 치료하기보다 증상에 맞게 관리한다.

무배란 상태가 장기적으로 이어지면, 자궁내막이 두꺼워져만 있고 배란이 정체된 상태다. 월경이라는 자궁내막의 탈락 과정이 이루어지지 않고 자궁내막만 계속 두꺼워지면 병으로 이어질 수 있다. 따라서 약을 먹거나 주사를 맞아 적어도 1년에 4회 이상은 월경할 수 있게 해야 한다. 다모증, 여드름, 체중 증가 등이 주된 증상이라면 호르몬 불균형 상태를 교정하기 위해 호르몬제를 복용해야 한다. 장기적으로는 당뇨, 심혈관 질환의 위험이 높기 때문에 이를 지속적으로 모니터하며 운동과 체중 조절, 식습관 관리를 해야 한다.

다낭성난소증후군 때문에 임신할 수 없게 되나요?

아니다. 다낭성난소증후군은 난소 안의 난자는 모두 그대로 있고 난자가 규칙적으로 배란되지 못할 뿐이다. 배란 횟수가 적고 주기도 불규칙하여 임신을 시도할 때 불리한 면이 있지만 자연임신도 충분히 가능하다. 다만, 다낭성난소증후군의 정도가 심해 배란장애 및 호르몬불균형이 심한 경우 배란유도제를 사용하거나 배란장애를 호전시키는 약물을 사용해 볼 수 있다. 이도 잘 안되면 병원의 도움을 받아 보조 생식술* 등을 고려해 볼 수 있다.

•
과배란유도나 인공수
정, 시험관 시술 등을
뜻함.

자궁내막증

❶ 생리통 때문에 병원을 찾은 27세 여성의 사례

😖 "스무 살 이후에 생리통이 점점 심해졌고, 최근 월경할 때는 너무 아파서 직장을 나갈 수 없을 정도였어요. 온종일 누워 있었고요."

골반초음파로 보니 좌측 난소에 5센티미터 되는 혹이 보였다.

👩‍⚕️ "자궁내막증이 의심되네요."

---

❷ 결혼 후 1년 이상 아이가 생기지 않아 병원을 찾은 31세 여성의 사례

월경주기는 규칙적이고 월경양은 보통이며 생리통도 살짝 있는 정도. 그런데 우측 난소에 6센티미터 정도의 혹이 골반초음파로 발견됐다. 자궁내막증이 의심되는 상태였다.

자궁내막증子宮內膜症, Endometriosis은 자궁내막 조직이 자궁 안이

아닌 난소나 자궁 뒷벽 등에 자리를 잡아 생기는 질병이다. 월경기간 때 일부 월경혈이 역류해 복부 쪽으로 유입되어도 보통 면역체계에 의해 제거되는데 그렇지 못할 경우 병변이 생겨 자궁내막증이 되는 것이다. 자궁내막증이 퍼지는 정도와 경로는 다양하나, 모두 월경 시 극심한 통증을 일으킨다는 공통된 특징이 있다. 따라서 생리통이 심해져서 온 경우 가장 먼저 자궁내막증을 의심한다. 초경이 빠르거나 월경주기가 짧아 월경을 자주 하면 좀 더 쉽게 생길 수 있다. 반면 임신 횟수가 많거나 무월경 기간이 길수록 자궁내막증의 발병 가능성이 낮아진다.

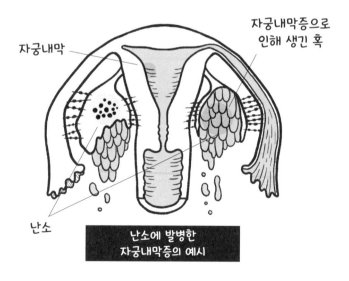

자궁내막

자궁내막증으로
인해 생긴 혹

난소

난소에 발병한
자궁내막증의 예시

특히 자궁내막증이 난소에 생기면 둥그런 형태의 혹이 생긴다. 초음파로 쉽게 확인된다. 직장과 닿아 있는 자궁 뒷벽에 자궁내막증이 생기면 자궁과 직장이 붙어버려 월경할 때 극심한 하복통을 일으킨다.

자궁내막증은 왜 생길까?

자궁내막증이 왜 생기는지, 어떻게 자궁내막 조직이 역류해 자궁이 아닌 곳에 퍼지는지 다양한 이론이 제시되고 있지만 아직까지 원인이 명확하게 밝혀지진 않았다.

알코올이나 카페인의 과다섭취도 자궁내막증을 일으키는 위험 요인이 될 수 있다. 현대사회에서 유병률이 점차 늘어나고 있어, 서구화된 식습관도 원인이 되지 않을까 하는 의견도 있다.

자궁내막증은 어떻게 치료할까?

자궁내막증은 암처럼 악성질환은 아니다. 하지만 극심한 통증과 난임의 주 원인이 될 수 있고, 치료 후 재발하는 경우가 많아 비교적 까다롭고 골치 아픈 질병이다. 그러나 증상의 정도가 심하지 않고 자궁내막증으로 인해 생긴 혹의 크기가 3센티미터 미만이라면 정기 추적검사만 하기도 하고 호르몬제 복용으로도 치료할 수 있다.

문제는 생리통이 심하거나 자궁내막증의 병변이 너무 커져 임신이 잘 안 되는 경우다. 이 경우 수술적 치료와 약물적 치료 두 가지 방법이 있는데, 목적에 따라 치료 방향을 결정한다. 생리통 완화가 목적인 경우 수술적 치료가 우선시되며, 대부분 복강경 수술로 병변 부위를 제거한다. 이후 재발을 막기 위해 약물치료를 많이 병행한다.

자궁내막증으로 인해 임신이 되지 않는 경우 수술적 치료 여부를 좀 더 신중하게 고려해야 한다. 수술로 인한 난소 일부 조직의 소실이, 수술로 인해 얻게 되는 가임력 회복에 비해 득일지 실일지 잘 따져보아야 한다. 보통 혹의 크기가 4센티미터가 넘는 경우 수술적 치료를 많이 고려하게 된다. 그보다 크기가 작을 때에는 시술보다는 임신 시도를 좀 더 적극적으로 해볼 것을 권한다.

유난히 재발률이 높은 질병, 자궁내막증. 월경을 아예 안 하면 자궁내막증을 겪을 일도 없겠지만, 해야 할 시기에 월경을 하지 않는다면 2차적인 문제가 발생할 것이다. 우리의 몸은 정직하다. 규칙적인 습관과 영양섭취 등으로 건강을 위해 노력하는 것이 가장 중요하다는 점을 잊어서는 안 된다.

자궁근종

❶ 29세 여성의 사례

(😊) "오줌을 자주 싸고 아랫배가 빵빵한 기분이 들어요."

(👩) "현재 복용하고 있는 약이 있나요?"

(😊) "얼마 전에 건강검진에서 빈혈이 심하다고 해서 철분제를 먹고 있어요."

(👩) "음…. 골반초음파 한번 볼까요?"

(😊) "빈혈인데 골반초음파로 검사할 수 있어요?"

검사 결과 자궁근종이 커서 방광을 압박하고 있었다. 근종 때문에 빈혈 증상도 동반되는 상황이었다.

❷ 32세 여성의 사례

(😊) "지난달에 건강검진을 했는데 자궁에 혹이 있다고 해서 왔어요."

(👩) "네. 평소 월경 문제는 없고요?"

(😊) "네. 월경도 규칙적이고 월경양도 보통이에요."

(👩) "크기는 몇 센티미터라고 들었나요?"

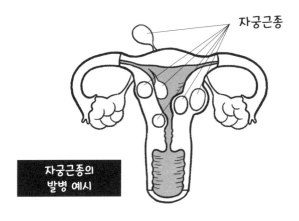

자궁근종

자궁근종의
발병 예시

👤 "2센티미터 정도 된다고 하더라고요. 이 혹 치료해야 하나요?"

실제로 여성이 빈혈로 병원을 찾았을 때 의사는 그 원인으로 위장관 출혈을 가장 먼저 의심하고 위장관 출혈이 없으면 산부인과와 관련된 출혈을 의심하게 된다. 젊은 여성 빈혈의 가장 큰 원인이 월경으로 인한 과다출혈이라고 주장하는 사람도 있다. 월경양이 너무 많거나 한 달 내내 월경을 하는 경우 빈혈이 생길 수 있기 때문이다. 이렇게 월경양의 증가와 관련있는 질병 중 하나가 바로 자궁근종이다. 따라서 처음 살펴본 사례처럼 빈혈 증상을 겪는 경우에도 병원에서는 골반초음파로 자궁 등의 상태를 검사하게 된다.

자궁근종子宮筋腫, Myoma uteri은 자궁근육이 동글동글하게 뭉쳐 생긴 혹이다. 한 연구에 의하면 가임기 여성의 약 51퍼센트에서 자궁근종이 새로 발견된다고 한다. 대부분 증상이 없기 때문에 모르고 사는 경우도 많고, 평생을 가지고 살아도 암이 되는 경우는 드물다.

다만, 자궁근종이 어디에 생겼는지에 따라 몸에 미치는 영향은 크게 달라진다.

우선 자궁내막과 가깝거나 자궁내막 안으로 들어와 있는 자궁근종은 월경양을 증가시킨다. 살짝 많은 정도면 다행이지만 심한 경우는 과다출혈로 응급 수혈이 필요한 쇼크 상태에 빠질 수도 있다.

또한 자궁근종의 크기가 커지면 자궁근종이 자궁의 많은 부분을 차지하게 된다. 그렇게 자궁이 커지면 방광을 압박하거나 아랫배가 부풀게 되는 불편감이 생길 수 있다. 자궁내막을 대부분 차지할 정도로 크기가 큰 자궁근종은 수정란이 자궁내막에서 자리 잡는 걸 방해하는 요인이 될 수도 있다.

몇 센티미터 이상일 때 치료해야 할까?

자주 받는 질문이다. 결론적으로 말하자면, 자궁근종을 꼭 치료해야 하는 정확한 크기 기준은 없다. 다만 월경과다와 그로 인한 빈혈, 커진 자궁근종이 복부를 압박해 생기는 불편한 증상(방광 압박으로 인한 빈뇨감, 허리 통증) 이외에도 생리통이나 골반통, 난임, 반복적인 유산과 같은 증상이 있을 때 근종의 치료 여부를 고민할 필요가 있다.

반면 크게 불편한 증상이 없고 크기가 크지 않은 자궁근종은 다른 조치 없이 그냥 지켜봐도 된다. 무조건 보인다고 해서 치료하지 않아도 된다. 특히나 아직 아이를 낳지 않은 여성의 경우, 자궁근종으로 인해 임신이 되지 않을까 지레 불안해하는 경우가 있는데, 많이 크지 않고 위치도 위험하지 않으면 임신에 미치는 영향은 거의 없다. 이런 경우 좀 더 신중하게 지켜보면서 치료 여부를 결정하는 것이 좋다.

임신하면 여성호르몬의 영향때문에 자궁근종의 크기가 더 커진다는데, 사실일까?

사실이다. 자궁근종은 여성호르몬의 영향을 받아 자라는 혹이다. 특히나 임신은 여성호르몬 수치가 최대로 올라가는 시기다. 조그마했던 자궁이 임신하면 상상 이상으로 커지듯, 자궁근종도 동시에 크기가 커진다. 하지만 약 2~3센티미터였던 근종이 임신 시기에 2~3배로 커져 약 10센티미터까지 달하는 경우는 거의 없다. 개인차는 있지만 일반적으로 1.5배 정도 커지며, 막상 임신을 해보면 상대적으로 자궁이 너무 커서 자궁근종은 아주 작은 부분으로 보인다.

다만, 원래 있던 자궁근종의 크기가 큰 경우에는 임신 중 더욱 커지면서 불편한 증상이 나타나기도 한다. 임신 중 '2차 변성' 혹은 '적색 변성'이라고도 칭하는 이 증상으로 배에 통증이 생기기도 한다. 이때 조기진통이나 다른 이상 징후는 아닐까 불안해하곤 하지만 다행히도 근종으로 인한 통증은 관련 소염제를 먹으면 호전되며 조기진통을 일으키거나, 태아에게 영향을 주지 않는다.

자궁근종은 얼마나 자주 체크 해봐야 할까?

크기와 위치, 자궁근종에 동반된 증상에 따라 달라지겠지만 보통 짧게는 6개월에 한 번, 길게는 1년에 한 번씩은 크기와 관련해 추적 검사를 해보는 것이 좋다. 자궁근종의 크기가 갑자기

이럴 땐 치료가 필요해요

❶ 자궁근종이 방광을 눌러 소변을 자주 보거나, 아랫배 통증 등 불편감이 느껴지는 경우.
❷ 자궁근종으로 인해 월경양이 많아 빈혈이 있는 경우.
❸ 골반초음파로 확인해본 자궁근종 크기가 급격하게 많이 커져 있는 경우.
❹ 골반초음파상 자궁근종의 악성변화가 의심되는 경우.

Tip, Tip, Tip

커지는 경우가 있지만 흔하지 않으며 대부분 천천히, 조금씩 커진다. 따라서 자궁근종이 있다고 해서 산부인과에 매달 다닐 필요는 없다.

자궁선근증

"전에 산부인과에서 검사 받은 적이 있는데, 특별한 병은 없고 자궁이 부어 있다고 하더라고요. 치료는 따로 안 해도 된다고는 하는데 제가 월경 양도 많고 생리통도 심한 편이어서요. 괜찮은 건가요?"

....

이야기를 들으며 이전 산부인과 의사가 참 이해하기 쉽게 잘 설명했다고 생각했다.

자궁선근증子宮腺筋症, Adenomyosis uteri은 자궁근종, 자궁내막증 등과 명칭도 비슷하고 증상도 크게 다르지 않아서 병원에서 이

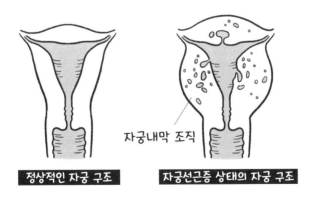

자궁내막 조직

정상적인 자궁 구조   **자궁선근증 상태의 자궁 구조**

야기를 들어도 정확하게 딱 떠오르는 이미지가 없는 질병이다. 생리통과 월경양이 많아서 힘들다는 얘기를 하지 않으면, 의사도 굳이 언급하지 않고 지나가기도 하는 애매한 질병이다. 환자에게 딱히 불편한 증상이 없으면 적극적으로 자궁선근증을 치료할 필요도 없는데, 괜한 질병 이야기로 불안해하거나 오해할 수 있기 때문이다.

자궁선근증은 자궁내막 조직이 자궁근육층을 파고드는 질병이다. 주로 월경양이 많아지거나 생리통이 심해지는 증상이 나타난다. 일상생활을 하기 힘들 정도로 통증이 심한 경우도 있고, 월경양이 많아 빈혈이 만성적으로 발생해 수혈해야 하는 경우도 있다.

자궁선근증의 치료법

수술적인 치료 시, 자궁 안에 여기저기 퍼져 있는 자궁내막 조직만 도려내기가 힘들기 때문에 자궁근육의 일부도 같이 제거한다. 또한 출혈이 심하고 더 이상 임신을 원치 않는 경우에는 자궁 전체를 들어내는 전자궁절제술*을 하기도 한다.

• 자궁과 자궁경부 모두를 완전히 제거하는 외과적 수술.

이 때문에 수술적인 치료 외에 다른 치료가 좀 더 선호되기도 한다. 자궁 내 피임장치인 미레나 시술을 하면 호르몬이 조절되어 자궁 부피가 감소되고 생리통과 월경양이 감소하므로 자궁선근증 치료에 활용해볼 수 있다. 또한 먹는 호르몬제를 이용하여 자궁선근증으로 인한 월경양과 생리통을 감소시키는 치료를 시도해볼 수 있다.

자궁기형

🧑 "하트자궁이네요."

😮 "네? 하트자궁이요?"

🧑 "네. 자궁 가운데가 하트 모양처럼 안으로 들어가 있는 걸 말해요. 살짝 하트 모양인 거라 심각한 문제는 아니고요. 임신이나 출산, 월경에도 문제가 없어요."

....

엄마 배 속에 아기가 있는 그림 등을 보며 막연하게 자궁은 둥글고 주머니 같은 구조일 것이라고 생각하고 살았는데 자궁이 하트 모양이라니, 이 얘길 들으면 많은 분들이 놀란다.

자궁은 두 개의 관 구조가 합쳐져서 만들어진다. 애초에 하나의 공간이 커지면서 만들어진 구조가 아닌, 각기 두 공간이 합쳐진 구조이기 때문에 합쳐지는 과정에서 모양에 이상이 생기는 경우가 생각보다 많다.

자궁이 겉으로 보이지도, 만져지지도 않기에 아무 문제 없이 오랜 기간 모르고 지내다가 임신 준비 등의 이유로 산부인과

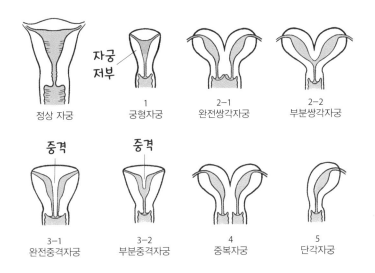

자궁
저부

정상 자궁

1
궁형자궁

2-1
완전쌍각자궁

2-2
부분쌍각자궁

중격

중격

3-1
완전중격자궁

3-2
부분중격자궁

4
중복자궁

5
단각자궁

자궁기형의 여러 유형과 정상 자궁과의 비교

찾았을 때 자궁기형 진단을 받는 경우가 대부분이다. 임신 이후 알게 될 경우 자궁기형이 심하지 않으면 태아의 발달이나 분만에 끼치는 영향이 거의 없다. 그러나 자궁기형의 정도와 형태에 따라 임신 중 끼치는 영향은 다양하며, 자궁기형이 심하면 조산이나 자궁 내 태아 발육 지연, 태아 위치 이상에 따른 제왕절개의 빈도가 높아진다.

자궁기형의 유형

❶ 궁형자궁

자궁저부가 자궁 안 쪽으로 움푹하게 들어간 자궁 형태를 말한다. 가장 흔한 형태로 증상이 거의 없으며 임신과 출산에 영향이 거의 없다.

❷ 쌍각자궁

하트 자궁으로도 불리는 자궁 형태다. 자궁 끝부분의 융합이 조금 덜 된 형태로, 기형 정도가 심하지 않으면 이로 인해 나타나는 증상은 거의 없다. 다만 융합되지 못한 부분의 깊이가 깊은 경우 임신 중 태아 위치 이상이나, 그로 인한 제왕절개의 빈도가 높다.

❸ 중격자궁

자궁 가운데 큰 중격•이 자리 잡고 있는 형태이다. 자궁 내 중격은 습관성 유산의 원인이 될 수 있다.
중격절제술이나 중격성형술 이후 임신성공률이 높아질 수 있다.

•
구조들을 분리하는 막이나 근육.

❹ 중복자궁

자궁 자체가 융합되지 못해 자궁몸체가 두 개, 자궁경부도 두 개, 질도 두 개인 형태다. 성관계나 임신 자체가 어렵진 않지만 분만 중 출혈, 둔위태아臀位 胎兒[*], 제왕절개의 빈도가 높다.

❺ 단각자궁

양쪽 뮬러관[**]이 하나로 융합되어 자궁이 만들어지는데, 자궁의 한쪽 뿔 구조만 형성된 경우다.

자궁기형의 진단

보통 자궁난관 조영술子宮卵管造雜術, Hystero-salpingography[***]이나 식염수 주입 자궁초음파[****], MRI 등으로 진단하며 질 초음파(3차원 입체 초음파 등)를 통해 확진하게 된다. 보통 자각 증세가 없어서 난임 검사 중에 위와 같은 검사 방법들로 진단되기도 한다.

비뇨기계와 생식기계는 배아 발생 시에 함께 형성되므로, 복합적 자궁기형이 있다

[*] 자궁에서 엉덩이가 일 반적으로 위로 향하는 것과 반대로 밑으로 향하고 있는 태아.

[**] 자궁이 만들어지는 기관.

[***] 방사선조영제가 자궁 경부를 지나 나팔관으로 나오는 모습을 엑스레이로 찍는 영상촬영술로, 조영제의 이동을 통해 자궁내막의 이상 여부와 나팔관에 공기가 잘 통하는지(통기성)를 확인 할 수 있다.

[****] 식염수를 자궁경부로 주입했을 때 자궁을 지나 나팔관을 통해 나가는 모습을 초음파로 보는 방법으로 나팔관에 공기가 잘 통하는지(통기성)를 확인할 수 있다.

면 비뇨기계의 이상(신장기형, 요로기형 등)도 함께 영상학적으로 진단해보는 것이 좋다.

자궁기형의 치료법

자궁기형은 비교적 흔하게 일어날 수 있는 질환이다. 기형의 정도가 심하지 않은 경우라면 가임력에 영향이 없고 특별한 증상이 없으므로 관심 갖고 지켜보면 된다. 반면 심각한 기형의 경우 월경이상, 가임력 등에 영향을 줄 수 있으므로 수술적 치료가 필요할 수도 있다. 예를 들면 중복자궁 중 한쪽 질이 막힌 경우라면 신체 내 같은 쪽의 신장도 없는 경우가 많으며, 격심한 생리통이 나타날 수 있다. 이럴 땐 막힌 질의 격벽을 제거하는 수술을 할 수도 있다. 단각자궁 중 자궁경부가 약해서 임신을 유지하지 못하는 자궁경부무력증子宮頸部無力症, Cervical incompetence 이 있는 경우에는 자궁경부를 묶는 시술인 자궁경부봉축술로 문제를 해결할 수 있다.

클라미디아

클라미디아Chlamydia는 대표적인 성병으로 잠복기는 7~28일 정도다. 감염되면 남성들은 전형적인 요도염의 증상이 나타나 비교적 빨리 알아챌 수 있지만, 여성은 무증상인 경우가 60퍼센트가 넘어 조기 치료가 어렵다. 증상이 있는 경우도 보통 방광염처럼 배뇨 시 통증, 빈뇨감 등을 느끼거나 질 분비물의 증가 혹은 성교통 정도가 있다.

대부분 4주 정도 지니면 증상이 사라진다. 그러나 완전히 건강해진 것은 아니다. 클라미디아는 계속 활동하며 자궁경부에서 염증을 일으키다 자궁 안으로 들어가 자궁내막을 지나 나팔관과 난소에 이르러 염증을 일으키게 된다.

점점 진행되면서 골반강 내에서 염증반응으로 농을 만들고, 나팔관에 유착을 일으켜 나팔관 운동성을 저해하여 난임의 원인이 되기도 한다. 클라미디아에 감염된 상태에서 임신하면 초기 유산의 원인이 되기도 한다. 농이 심해지면 초음파상 고름집이 난소 혹으로 보이기도 한다. 또한 클라미디아 감염이 지속되면, 농이 복막을 타고 간 아래까지 퍼지기도 한다.

이렇게 클라미디아 때문에 생길 수 있는 합병증은 무시무시하지만 치료는 간단하다. 먹는 약을 하루나 일주일 정도 복용하면 된다. 반드시 파트너도 함께 치료를 받고 임질*과 같이 다른 성병이 자주 동반되기 때문에 다른 균이 없는지도 검사해야 한다. 치료 후 4주 뒤에 다시 검사를 받아 클라미디아가 없어졌다는 것을 확인해야 한다.

임균이 일으키는 성병. 주로 성관계로 옮아 요도 점막에 침입하며, 오줌을 눌 때 요도가 몹시 가렵거나 따끔거리고 고름이 심하게 난다. 여성의 경우 동시에 방광염이 생길 수 있으며 이는 내부 생식 기관의 염증을 야기해 불임의 원인이 될 수 있다.

음부사마귀(곤지름)

혹시 이런 증상이 나타난다면?

☐ 변을 보고 휴지로 닦을 때 살짝 불편하다.
☐ 잘 닦았는데도 간지럽다.
☐ 성기에서 우둘투둘한 것들이 만져진다.
☐ 한두 개 있던 돌기가 며칠 이내에 넓은 부위에 번지듯 많아진다.

위의 증상이 나타난다면 음부사마귀Condyloma acuminatum다. '곤지름' 혹은 '첨형 콘딜로마'라고도 말하며 인유두종 바이러스 HPV: Human Papilloma Virus로 인해 생긴다. 뾰족뾰족한 닭 벼슬 모양으로 자라나며 간지럽기도 하다.

어릴 때 사마귀가 났다는 친구의 손을 보고 '사마귀에게 물리면 저렇게 되나?' 하고 생각해본 사람이 있을 것이다. 그 사마귀가 하필 중요 부위에 생기다니, 당황스럽고 난처해 하는 분이 많다.

음부사마귀의 감염 경로와 증상

보통 성적 접촉으로 감염되며, 타인의 감염 부위를 손으로 만질 경우에도 옮을 수 있다. 콘돔 사용으로 대부분 음부사마귀의 원인인 인유두종 바이러스를 막을 수 있을 거라 생각되지만 간혹 콘돔을 사용해도 인유두종 바이러스에 감염될 수 있다는 이야기도 한다.

병변이 돌출되어 있는 증상은 바이러스 활성도가 높으며 전염력이 강하다는 것을 의미한다. 따라서 이런 경우에는 성적 접촉을 피하는 것이 좋다.

관계를 가진 상대방이 이 바이러스가 있는데 내가 멀쩡하다면? 감염 확률은 약 70퍼센트다. 잠복기는 약 2~6개월로 아직 바이러스가 잠복한 상태일 수도 있고, 개인 면역력 등에 따라 증상의 여부 또한 각기 다르다. 면역력이 강하면 딱히 증상이 나타나지 않기도 하는 반면 면역력이 약해지면 잠복해 있던 바이러스가 빠르게 증식해 피부변형을 일으킨다. 비교적 빠른 시간 내에 번지기 때문에 초기에 빨리 치료하는 것이 좋다.

음부사마귀의 치료법

내원해 음부사마귀인지 진단을 받은 후 병변을 제거하는 약을 도포하거나 레이저로 제거한다. 하지만 병변이 있는 부위는 제거가 되어도, 피부에 숨어 있던 바이러스가 또다시 활동하면 새로운 병변이 나타날 수 있다. 그래서 비교적 재발이 심한 질환이다.

'앞으로 계속 이렇게 재발하면 어쩌지' 하는 불안감으로 고민을 많이들 한다. 하지만 음부사마귀를 일으키는 인유두종 바이러스는 대부분 2년 이내로 자연스럽게 소멸되기에 음부사마귀도 2년 정도 후에는 재발률이 떨어진다. 따라서 면역력 관리에 신경 써야 한다.

질염

관절에 염증이 생기면 관절염, 피부에 염증이 생기면 피부염, 위에 염증이 생기면 위염…. 질염 역시 질에 염증이 생긴 것을 뜻한다. 다른 부위에 생긴 염증들과 달리, 질염은 유독 부끄럽게 여기고 쉽게 말하지 못하기도 한다. 아마도, 대부분 성적 접촉 때문에 발생한다고들 생각해서이다. 과연 모든 질염이 성적 접촉 때문에 생기는 것일까? 결론적으로는 아니다. 특히 칸디다 질염은 성생활과 전혀 무관하다. 실제로 성경험이 전혀 없는 사람에게서도 칸디다 질염의 증상이 종종 나타나곤 한다.

질은 내부기관이 아니다. 외부에서 몸 안까지의 통로 역할을 하는 외부기관이기에 외부 환경에 쉽게 영향을 받는다. 소변이나 분변에 있는 균, 피부를 통해 들어오는 균, 성관계로 유입되는 균 등에 노출되어 있다. 이로부터 질을 보호하기 위해 질 내벽에서 경찰 역할을 하는 젖산균이 약해지면 주변 균의 활동이 강해지는데 이러한 상태를 질염이라고 한다. 대표적인 질염으로는 트리코모나스 질염Trichomonas vaginitis, 세균성 질염Bacterial vaginosis, 칸디다 질염Candida vaginitis 등이 있다.

트리코모나스 질염

대표적인 성병으로 우리말로 '질편모충염'이라고도 불린다. 주로 성관계를 통해 감염되는데 더욱이 남성보다 여성의 외요도구를 비롯한 외성기가 항문과 가까이 있고 길이가 짧아서 감염에 취약하다. 잠복기는 20일 정도 되며 그 후 생선 썩는 냄새가 나고 거품 있는 질 분비물이 나온다. 배뇨통, 성교통, 하복부 통증 등의 증상이 나타날 수 있다. 질 분비물을 채취해 운동성이 있는 트리코모나스를 찾는 것으로 확진이 가능하다.

트리코모나스에 감염되면 질염이나 요도염을 일으킬 수 있고, 종종 3~15퍼센트의 확률로 증상이 나타나지 않기도 한다. 여성만 치료하면 성관계로 재발할 수 있으므로 반드시 파트너도 함께 치료해야 한다. 치료를 마칠 때까지 성관계는 피하는 것이 좋다. 이후 재검을 통해 균이 없다는 것을 확인한 뒤에 성관계를 하도록 한다. 보통 7~10일 간 항생제를 복용하면 치료가 된다.

세균성 질염

　내 몸에서 나는 이상한 냄새에 놀란 적, 누구나 있을 거라고 생각한다. 아침에 일어나 어쩌다 맡은 내 입 냄새, 감기에 걸렸을 때 노란 콧물에서 나는 역한 냄새 그리고 냉에서 나는 냄새까지.

　"성관계를 하는데 불쾌한 냄새가 나서 깜짝 놀랐어요."

　"분비물도 많아지고 생선 비린내 같은 냄새가 나요."

　생선 비린내 같은 불쾌한 냄새가 나는 분비물이 나온다면 세균성 질염을 의심해볼 수 있다. 굉장히 흔한 염증으로 실제 산부인과를 찾는 대부분이 세균성 질염 판정을 받는다.

　성관계 시 질내 환경이 염기화되며 젖산균이 약해지기 때문에 세균성 질염은 성관계와 전혀 무관하다고 할 수 없다. 질내 산성도가 깨지면 젖산균이 힘을 잃고 나쁜 균들이 질에서 증식한다. 대부분 혐기성균인데, 그 균들에서 단백질이 부패되어 변성될 때 나는 특유의 역한 냄새가 난다. '냄새'란 다소 주관적이기 때문에 어느 정도가 심하고 병에 해당하는지 판단하기 쉽지 않다. 월경주기에 따라 건강해도 종종 살짝 냄새가 나거나 분비물이 평소보다 늘다가도 저절로 원래대로 돌아오기도 한다. 월경 직후에 불편한 냄새가 살짝 나다가 더 이상 나지 않는다면 병원에 가지 않아도 된다. 잠시 세균성 질염 상태가 될 수 있지만 몸의 자정 능력으로 염증이 스스로 낫는 경우도 많기 때문이다.

다만 냄새가 계속 심하고 분비물이 줄어들지 않을 때, 간지럽거나 따갑거나 아랫배에 통증이 느껴지는 등 다른 증상이 나타날 때 병원에 가봐야 한다. 혐기성균이 우세하여 젖산균이 제어할 수 없는 상태라는 뜻이기 때문이다. 이럴 때는 항생제로 지나치게 늘어난 혐기성균들을 세서해야 한다. 분비물 채취 검사 결과, 냄새가 많이 나고 분비물에 거품이 끼어 있고 양도 늘어나 있으며 짙은 유백색일 경우엔 항생제 치료를 한다. 하지만 증상이 심하지 않을 때 항생제를 쓰면 혐기성균과 함께 젖산균까지도 없어지기 때문에 항생제 사용을 신중하게 고려해야 한다.

칸디다 질염

혹시 이런 증상이 나타난다면?

☐ 월경 시작 직전이나 배란기가 아닌데도 냉이 늘어난 것 같다.
☐ 치즈나 으깬 두부 같은 모양의 냉이 막 쏟아진다.
☐ 외성기가 간지럽다 못해 타는 듯 화끈거린다.
☐ 소변을 볼 때 통증이 있거나 성교통이 있다.

이러한 경우는 칸디다 질염이다. 칸디다는 일종의 곰팡이균이다. '내 몸의 소중한 부분에 곰팡이라니?' 많은 사람이 거부감을 느낀다. 하지만 실제 곰팡이균은 우리 몸의 겉과 속에 늘 존재한다. 면역이 약해지면 증식할 뿐이다. 우연히 발견된 무증상의 칸디다 질염은 치료하지 않는다.

칸디다 질염은 다른 질염들과 달리 성적 접촉으로 전염되지 않는다. 감기나 다른 질병 때문에 항생제를 긴 기간 쓰다가, 그 항생제 때문에 우리 몸을 지켜주는 좋은 균들이 힘을 잃을 때 피부 주변에 있던 칸디다가 증식한다. 임신 중이거나 당뇨가 있는 사람에게 칸디다 질염이 흔히 나타나며 대부분 몸의 전반적인 면역력이 떨어진 상태에서 자주 나타난다.

따라서 칸디다가 감히 증식할 수 없을 정도로 건강한 몸을 만드는 것이 최고의 치료법이자 예방법이다. 항생제 사용은 줄이고 충분히 휴식하고 수면하기, 회음부의 혈액순환을 막고 습하게 만드는 타이트한 옷 입지 않기, 당뇨병이 있다면 혈당을 잘 조절하기 등이 구체적인 예방법이다.

산부인과에서 칸디다 질염 판정을 받게 되면 먹는 약과 외음부에 바르는 연고를 동시에 처방해준다. 약을 먹으면 보통 3~4일이면 낫는다. 하지만 3개월 이내에 두 번 이상 칸디다 질염에 걸리면 재발성 칸디디 질염일 수도 있으니 주의해야 한다. 재발성 칸디다 질염은 약 5~10퍼센트의 확률로 발병할 수 있다.

성기헤르페스

❶ 20대 중반 여성의 사례

👧 "생식기 쪽이 간지러워요. 분비물 양이 늘거나 냄새가 나진 않고요."

👩‍⚕️ "소음순이 부어있긴 한데 질염은 아닌 것으로 보여요. 일단 습진 연고 바르시고 이틀 뒤에 경과를 볼까요?"

`이틀 뒤`

👧 "간지러운 건 좀 나아졌는데 생식기 쪽이 따가워요."

👩‍⚕️ "진찰해보니 소음순 안쪽에 수포가 여러 개 나 있네요. 전에 성기헤르페스 진단을 받은 적 있나요?"

👧 "네. 있어요."

....

❷ 30대 중반 여성의 사례

👧 "며칠 전부터 소변을 볼 때 생식기가 쓰라려요. 혹시 방광염인가요?"

👩‍⚕️ "소변을 볼 때 아랫배가 아프거나 자주 소변이 마렵나요? 혹은 소변이 마려울 때 참을 수 없는 느낌이 들진 않아요?"

"딱히 그렇진 않아요."

회음부를 보니 궤양이 여러 개 있었다. 전형적인 성기헤르페스 양상이었다.

"이전에도 성기헤르페스 진단을 받은 적 있으세요?"

"네. 있어요."

❸ 40대 초반 여성의 사례

"루프를 3년 전에 삽입했는데, 어제누디 루프가 찌르는 느낌이 들어요."

3년이나 된 루프가 갑자기 어딘가를 찌르는 것은, 거의 일어날 확률이 없는 현상이다.

"음… 출혈은 없었나요?"

"네. 출혈은 딱히 없었고 분비물은 좀 많았어요."

골반초음파로 확인한 루프 위치는 정상. 회음부도 붉고 부어 있었지만 특이소견은 없었다. 소변 볼 때 불편하다고 했기에 방광염에 준하는 약을 처방했다.

이틀 뒤

🙁 "약을 먹은 이후 소변 볼 때 통증이 더 심해졌어요. 가만히 있을 때도 루프가 막 찌르는 느낌이 계속 들어서 자리에 앉아 있기도 힘들 정도예요. 이제 몸살기까지 있어서 온몸이 여기저기 쑤시고 오한도 나는 것 같고요."

확인해보니 수포 여러 개가 소음순과 질벽 안쪽 그리고 항문까지 퍼져 있었다. 성기헤르페스다.

👩‍⚕️ "혹시 전에 헤르페스 걸린 적 있으세요?"
🙁 "아니요, 한 번도 헤르페스에 걸린 적이 없어요."

....

성기헤르페스Genital herpes는 바이러스 질환이다. 수포와 궤양 여러 개가 외성기에 나타나며 그 부위가 가렵거나 쓰라리며 분비물이 증가하는 등의 증상이 나타난다. 처음 걸리면 피부에만 증상이 나타나는 게 아니라 열도 나고 근육통, 두통 등도 같이 나타난다. 재발의 경우엔 이런 전신적인 증상은 덜하다. 잠복기는 보통 6~8일 정도다.

헤르페스의 종류별 감염 경로와 증상

헤르페스의 종류는 두 가지이다. 1형은 주로 피부 접촉으로 옮겨지며 입안이나 입술, 얼굴 등에서 증상이 나타난다. 2형은 '성기헤르페스'라고도 불리며 성적 접촉으로 발생해 외성기나 항문 주변에서 증상이 나타난다. 최근엔 구강성교가 늘어나며 외성기에서도 1형 바이러스가 예전보다 많이 발견되고 있다.

잠복기는 3~8일이며, 전신 증상으로 열, 두통, 권태감, 근육통이 있을 수 있다. 국소 증상으로는 통증, 가려움증, 배뇨통, 질 및 요도 분비물, 압통을 동반한 림프절 종대*가 있다.

피부 병변으로 먼저 수포가 생기고 궤양으로 발전하며 이후 부스럼 딱지가 생기고 상피화**로 치유되는데 이 과정은 총 4~15일 정도 소요된다. 여성에서는 외성기, 대음순, 소음순, 질, 항문, 자궁경부에, 남성에서는 귀두, 음경꺼풀, 음경몸통과 함께 종종 음낭, 대퇴부, 엉덩이에도 생긴다. 헤르페스 병변이 확인된 후 증상이 없는 무증상 기간에도 헤르페스 바이러스는 잠재적으로 다시 활동을 준비한다. 타인과의 직접적인 피부 접촉, 체액 접촉으로 전염된다.

무증상인 성기헤르페스는 다행히 임신과

*
주위 림프절이 커지면서 부어있는 상태.

**
피부 바깥쪽(상피)이 재생되는 상태.

출산에는 영향이 없다. 다만, 분만 당시 피부 병변이 나타나면 자연분만을 제왕절개로 대체한다.

성기헤르페스의 치료법

'완치'라는 개념은 없다. 면역력이 약해지면 숨어 있던 바이러스가 활성화되어 재발하기 때문이다. 치료를 위해 항바이러스제를 먹으면 증상이 호전되어 불편감은 없어지지만 몸속에 들어온 헤르페스 바이러스는 계속 남아 있게 된다. 완벽한 예방책은 없지만 콘돔을 생활화하는 것이 좋다. 콘돔을 사용해도 피부 접촉으로 감염이 될 수는 있지만, 감염력을 떨어뜨릴 수 있다.

매독

매독梅毒, Syphilis은 성병 중 인류와 가장 오랜 역사를 함께 해 온 성병이다. 주로 성적 접촉에 의해 전파되는데, 이 경우를 '후천 매독後天梅毒, Erworbene Syphilis'이라고 한다. 이와 달리 임신한 여성이 이미 매독균에 감염되어 있는 경우 태아도 매독에 걸리게 되는데 이것을 '선천 매독先天梅毒, Congenital syphilis'이라고 한다.

5개월이 지나면 태반을 통해 태아의 기형이나 선천 질환을 유발할 수 있으므로 위험성이 있다면 임신 전이나 초기에 꼭 검사해야 한다. 선천 매독의 경우는 임신 5개월 이전에만 치료하면 태아가 영향을 받지 않는다.

매독의 감염 경로와 증상

매독은 다른 성병처럼 피부 접촉으로 감염되며, 단순 외성기 피부에만 머물지 않고 전신으로 퍼져 뼈, 뇌에도 침투한다.

진행 정도에 따라 1기 매독, 2기 매독, 3기 매독으로 나눌 수 있다. 하지만 너무 두려워하지 말자. 페니실린이 발견된 이후 매독에 걸렸다고 사망까지 이르지는 않는다. 초기에 발견하면 간단하게 치료 가능한 질병이다.

1기 매독

잠복기는 약 9~90일로 평균 3주 정도. 항문과 외성기 등에 통증이 없는 동그란 궤양이 생기는데, 통증이 없어 감염을 인지하지 못하는 경우가 많다.

2기 매독

약 6주 뒤, 매독균은 피부 점막하에 머물러 있다가 혈관을 타고 전신으로 퍼지기 시작한다. 림프절˚로 들어가 붓게 만들기도 하고, 손바닥이나 발바닥에 붉고 동그란 병변이 나타나기도 한다.

3기 매독

2기에도 매독을 발견하지 못해 치료되지 않고 수년이 흐르면 3기 매독이 진행된다. 3기 매독은 심장, 머리, 눈, 혈관, 간, 뼈 등 우리 몸 어디에나 침범할 수 있다. 특히 뇌나 대동맥혈관에 침범하면 사망에 이를

˚ 세균 포착 및 항체 생성 등의 활동으로 염증 등에서 우리 몸을 방어하는 조직으로. 림프관 여러 개로 구성된다. 림프관에는 면역 항체를 수송하고, 장에서는 지방을 흡수하는 등의 역할을 하는 무색의 액체인 림프가 흐른다.

수 있을 정도로 치명적이다.

잠복기는 약 5~20년으로 진행되는 속도에 개인차가 있다.

매독의 치료법

혈액검사를 통해 양성 판정을 받으면 매독균 특이 검사를 추가로 실시해 정밀 진단한다. 매독 확진 판정을 받으면 진행 단계에 따라 페니실린을 주사해 치료한다.

사면발니

사면발니Phthiriasis는 사람의 털에 살면서 하루에 4~5회 흡혈하여 생명을 유지하는 기생곤충에 의해 발생한다. 사람에게만 기생하며 성적 접촉 등으로 감염되는 성병이라고 알려져 있다.

사면발니는 음모에 서식하면서 가려움증을 일으킨다. 감염 수 주 후에 증상이 더 심해진다. 옷과 침대 시트 등에 붙어 있는 사면발니는 온수로 세탁하거나 드라이클리닝하여 제거해야 한다.

사면발니는 음모 밑 피부에 알을 까놓으며 털이 있는 모든 부위에 침범할 수 있다. 완전히 없애려면 음모를 완전히 제거한 후 약을 발라야 한다. 약이 피부에 충분히 스며들어야 치료 효과를 높일 수 있다. 보통 기생충을 없앨 수 있는 전용 치료 샴푸로 씻는 방법이 있다. 수건처럼 함께 쓰는 물건 등을 통해서도 감염될 수 있기 때문에 한 사람이 사면발니가 있다고 진단받으면 가족 등 함께 생활하는 구성원 모두 동시에 치료를 받아야 한다.

옴

옴Scabies은 옴 진드기에 의해 발생되며 전염성이 매우 강한 피부 감염 질환이다. 잠복기는 보통 4~6주이다. 옴 진드기가 피부 각질층에 짧고 불규칙한 터널 같은 모양의 피부 병변을 만든다.

치료하기 위해선 치료 전용 로션으로 발끝에서 목까지 바르고 12시간이 지난 후 씻어내야 한다. 직접적인 신체 접촉이 없는 가족 등 함께 생활하는 구성원도 같이 사용하는 수건, 침구, 가구 등을 매개로 충분히 감염될 수 있기 때문에 같이 치료받아야 한다.

3장

산부인과 의사가
말하는
산부인과 이야기

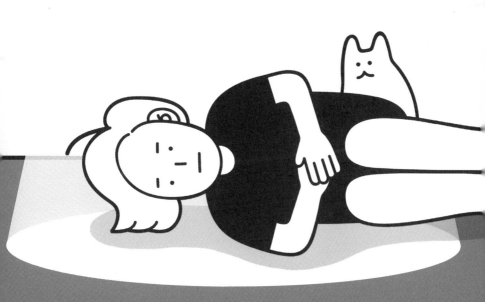

산부인과에서 하는 질문

마지막 월경 시작일은 언제였나요?

산부인과에서 항상 묻는 말이다. 외성기 쪽이 간지러워서 혹은 소변 볼 때 불편해서 병원에 온 건데 마지막 월경과 무슨 관련이 있는지 의아했을 그 질문. 바로 '임신 여부' 때문이다. 임신했는지 하지 않았는지에 따라 치료 방향이 많이 달라질 수 있다.

간혹 임신 여부를 확인하기 위해 하는 소변검사를 거부하는 분들도 있다. 하지만 "임신 가능성은 전혀 없어요"라고 단호하게 말하던 사람이라도 막상 검사해보면 의외로 임신이었던 경우가 많다. 앞에서 살펴봤듯 그 어떤 피임법을 썼어도 임신 가능성은 얼마든지 있다. 이를 확인하지 못하면 잘못된 진료로 산모와 아이 모두에게 나쁜 영향을 미칠 수 있기 때문에 산부인과에 오면 마지막 월경일로 임신 여부를 꼭 확인하고 진료해야 한다.

결혼하셨나요?

생리통, 월경불순, 질염 등을 진료할 때는 성경험 유무만 중요할 뿐, 결혼 여부는 중요하지 않다. 하지만 임산부를 진료할 때는 결혼 여부가 중요하다. 출산이나 그 외 응급 상황 시 보호자를 누구로 할지 등 법적인 확인 절차를 위해 필요하기 때문이다. 결혼하지 않은 채로 생긴 아이고 앞으로도 결혼 계획이 없다면 의사에게 그대로 이야기해주면 된다. 그로 인해 진료 과정에서 차별받는 일은 일어나지 않는다.

다만, 성경험이 없고 임신과 전혀 무관한 증상인데 결혼했냐는 질문을 산부인과에서 받아봤을 수도 있다. 특히 과거에 20대 후반이나 30대 초반 여성이 내원하면 성경험을 직접 묻는 대신 결혼 여부를 물었다. 결혼을 하면 성경험이 있고 결혼을 하지 않으면 성경험이 없다고 전제한 질문으로 지금 생각하면 꽤나 이상하고 불편하게 느껴진다. 사소한 질문 한마디에도 알고 보면 편협한 고정관념이 담길 수 있다.

성경험이 있으신가요?

어느 날, 20대 초반 여성이 엄마와 함께 진료를 받으러 왔다. 월경기간이 아닌데 피가 묻어나고 배 속에서 불편감이 느껴진다며 성경험은 없다고 말했다. 골반초음파로 보이는 이상 증상과 앞뒤가 맞지 않았다. 결국 혈액검사로 임신이 확인되었는데 자궁 외 임신이라 응급 수술을 하게 되었다. 시간이 좀 더 지체되었으면 위험할 뻔한 상황이었다. 이후로 나는 진료를 시작하기 전에 환자와 함께 온 보호자에게 "잠시 나가주세요"라고 부탁드린다. 좀 더 솔직하고 편안하게 소통하기 위해서이다.

간지럽거나 냄새가 나는 증상을 보이는 질염, 부정출혈, 자궁경부 세포진 정기검진을 할 때도 성경험이 있는지 물어본다. 성경험 유무에 따라 증상에 대한 해석과 질병의 범주 그리고 검사 범위가 달라진다.

또한 산부인과 진찰은 질경을 이용해 분비물을 채취하는데, 질경 사용 여부를 결정하는 것 역시 성경험 여부다. 성경험이 없는 여성은 질경 삽입 시 통증이 심하고 처녀막이 손상될 수 있기 때문에 가급적 질경 사용을 피하거나 사용하더라도 가장 작은 사이즈의 질경을 사용하게 된다.

자궁경부로 모든 걸 확인할 순 없어요

자궁경부 세포진 검사를 받기 위해 병원을 찾은 한 여성. 월경주기도 규칙적이고 특별히 불편하거나 문제라고 느끼는 부분은 없다고 했다. 옷을 갈아입고 나왔다.

"좀 불편할 수 있어요. 긴장 푸시고요."

검사가 끝났다. 긴장하던 그녀가 생각보다 간단한 검사에 안도하며 의자에서 내려왔다. 그리고 나를 보며 물었다.

"서, 아무 문제 없는 거죠? 난소도 다 건강하고 혹 같은 것도 없죠?"

자궁경부 세포진 검사를 받았는데 난소 상태가 어떠냐고 묻는 것은 눈 검사를 했는데 귀 상태가 어떠냐고 묻는 것과 비슷하다. 어디서부터 이야기할까? 잠시 머뭇거리다가 우선 앉으라고 말씀드렸다. 그리고 자궁 모형을 활용하며 설명했다.

우선 자궁경부 세포진 검사는 자궁경부에 염증이나 세포변형 여부를 검사하는 것이다. 자궁경부 세포를 몇 개를 채취해 슬라이드에 놓고 모양을 검사해 아무 문제 없으면 정상, 주변에 염

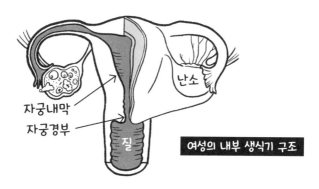

자궁내막
자궁경부
질
난소
여성의 내부 생식기 구조

증 세포가 있으면 염증반응, 암이 의심되거나 암이면 추가검진이 필요하다는 진단 결과가 나온다. 질경으로 질 입구를 벌려 자궁경부를 확인하는 과정에서 질염이 의심되면 질염 검사를 같이 하기도 한다.

한편 자궁과 난소는 몸 안에 있는 기관으로 자궁경부와 달리 눈으로 직접 보긴 어렵기에 자궁경부 세포진 검사가 아닌 골반 초음파로 이상 여부를 확인할 수 있다. 다시 말해 자궁 크기는 정상인지, 자궁근육에 이상은 없는지, 월경 여부에 따라 두께가 두꺼워졌다 얇아지는 자궁내막은 깨끗한지, 양측 난소 크기는 정상이며 비정상적인 근종이나 용종 등은 없는지와 관련해서는 골반초음파로 확인할 수 있다.

골반초음파 검사는 월경불순, 부정출혈, 생리통, 무월경, 복통 등의 증상이 나타날 때, 자궁경부 세포진 검사는 성관계 후 비정상적인 질출혈과 같은 부정출혈 등의 증상이 나타날 때 하게 된다.

골반초음파는 자궁경부 세포진 검사와 함께 1년에 한 번 정도 정기검진을 받는 게 좋다. 골반초음파로 난소암과 자궁내막암을 조기에 발견하긴 어렵지만 몸에 큰 부담 없이 다른 구조적인 이상을 확인할 수 있기 때문이다.

산부인과 정기검진 시기

1. 자궁경부암 정기검진

자궁경부암은 정기검진으로 예방할 수 있기에 우리나라에서는 20세 이상의 성인 여성에게 2년에 한 번씩 자궁경부암 정기검진을 무료로 시행하고 있다. 태어난 해가 홀수 해이면 홀수 년도에, 짝수 해이면 짝수 년도에 무료로 자궁경부 세포진 검사를 받을 수 있다.

감소 추세이긴 하지만 아직 매년 3,000명 이상의 자궁경부암 환자가 발생하기 때문에 대한산부인과의사회에서는 자궁경부암 검진을 1년에 한 번 받을 것을 권고하고 있다.

2. 골반초음파 정기검진

골반초음파 검사는 월경이 끝난 직후에 자궁경부 세포진 검사와 함께 약 1년에 한 번 정도 받는 것이 좋다. 특히 월경이 끝난 직후에 골반초음파 검사를 받는 것이 가장 효과적이다. 자궁내막이 본연에 가장 가까운 상태이기에, 정상인 상태와 얼마나 다른지 등을 판가름할 수 있기 때문이다. 배란 후, 즉 월경 시작 전에 골반초음파 검사를 받으면 자궁과 난소 상태는 확인할 수 있지만, 자궁내막 자체에 문제가 없는지와 관련해선 정보를 얻기 어렵다.

그 외 월경주기나 월경양에 변화가 있거나 하복통이 생긴 경우에도 산부인과에서 골반초음파 검사를 받는 것이 좋다.

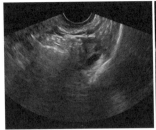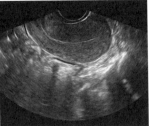

정상 난소(왼쪽)와 정상 자궁(오른쪽)의 골반초음파 사진

산부인과 정기검진, 이것만은 기억하자

❶ 1년에 한 번은 꼭 산부인과를 찾자.

❷ 연초, 연말, 여름휴가 기간 등 항상 기억할 수 있는 산부인과 정기검신 널을 정해놓자.

❸ 자궁경부 세포진 검사와 골반초음파 검사를 같이 받는 것이 좋다.

❹ 골반초음파 검사는 월경이 끝난 직후 받는 것이 가장 효과적이다.

자궁경부 이형성증

자궁경부 세포진 검사에서 이상소견이 확인된 25세 여성. 조직 검사와 인유두종 바이러스 검사를 했고 그 결과 경도의 자궁경부 이형성증과 인유두종 바이러스 58번이 발견되었다. "암은 아닌 거죠?"라고 재차 묻는 그분께 "네. 암은 아니니 걱정하지 마세요"라고 답했다.

자궁경부 이형성증異形成症, Dysplasia은 자궁경부에 비정상적인 세포가 있는 증상을 뜻한다. 이러한 비정상적인 세포가 시간이 지나 계속해서 변형되면 암이 될 수 있다. 하지만 백 퍼센트 암이 되는 것은 아니다. 경도의 자궁경부 이형성증은 50~80퍼센트 가량 자연스럽게 치유되기도 한다. 중등도를 넘어간 자궁경부 이형성증은 암의 발생과 가까운 단계로, 물리적인 치료를 병행한다.

자궁경부 이형성증 진단을 받았다고 너무 겁먹을 필요는 없다. 두 가지 이유에서다.

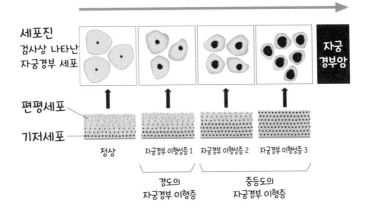

자궁경부 이형성증의 진행 과정

세포진
검사상 나타난
자궁경부 세포

편평세포
기저세포

정상 　자궁경부 이형성증 1 　자궁경부 이형성증 2 　자궁경부 이형성증 3

자궁
경부암

경도의
자궁경부 이형증

중등도의
자궁경부 이형증

첫째, 자연스럽게 치유된다

다양한 원인에 의해 자궁경부에 상처가 생기고, 여기에 인유두
종 바이러스가 침투하면 비정상적인 세포변형이 생긴다. 하지
만 우리 몸의 재생 능력은 뛰어나다. 병들고 이상이 있는 세포
는 저절로 소멸되고, 새로운 세포가 재생되는 시스템이 잘 돌
아가면 인유두종 바이러스로 인해 변형된 세포도 정상적인 세
포의 모습을 되찾게 된다. 따라서 경도의 자궁경부 이형성증은
50~80퍼센트 이상 대부분 자연스럽게 치유된다.

중등도를 넘어간 자궁경부 이형성증은 자연스럽게 치유되기에는 역부족일 것으로 판단해, 세포가 변형된 부분을 제거하는 치료를 한다. 먹는 약만으로 회복할 수는 없을지 많이들 궁금해 하지만, 세포 자체가 변형된 상태이기에 그 부분을 살짝 도려내는 방법이 가장 안전하다.

둘째, 검진시스템이 발달되었다

경도의 자궁경부 이형성증이 아무리 자연스럽게 치유될 확률이 높은 편이라 해도 개인마다 다르다. 어떤 사람은 경도의 자궁경부 이형성증에서 수개월 혹은 수년에 걸쳐 중등도의 자궁경부 이형성증이 진행될 수 있고, 시간이 지나 자궁경부암으로 이어질 수 있다. 물론 미리 발견하여 변형된 세포를 제거해 더심한 변형을 막는다면 당연히 자궁경부암은 생기지 않는다.

이런 이유로 자궁경부 이형성증의 발생 비율은 급격히 늘고 있지만 반대로 자궁경부암의 발생 비율은 줄어들고 있다. 2016년 국가암등록통계에 따르면 과거 국내 여성 암 순위에서 줄곧 1, 2위를 차지하던 자궁경부암 순위가 최근엔 7위를 기록했다. 한 해 자궁경부암에 걸리는 환자 수도 3,000명 이하로 급격히 감소하고 있다. 한편 자궁경부 이형성증의 발생 비율은 상대적으로 급격히 늘고 있다. 건강보험심사평가원에 따르면 자궁경부 이형성증 진단받은 환자의 수는 지난 4년간 16,500명이 늘었으며 매년 지속적으로 증가하는 추세이다.

쉽게 말해, 검진시스템이 발달하면서 암(자궁경부암)이 되기 전 단계(자궁경부 이형성증)에서 증상이 대부분 발견되어 치료가 이루어진다는 뜻이다.

자궁경부암 검사

❶ 21세 박 모 씨 이야기

스무 번째 생일이 지나고 며칠 뒤, 국민건강보험공단에서 안내문이 왔다. 자궁경부 세포진 검진 무료 대상이며, 가까운 산부인과에 가서 검진을 받으라며 친절하게 검진 가능한 병원 목록까지 일러주고 있었다. 나라에서 친절하게 나의 건강을 챙기고 있다는 생각이 들어 신기했다.

그런데 산부인과에는 한 번도 가본 적이 없어서 막연한 걱정이 든다. 안 가면 안 되나? 초등학교 땐 예방접종 받으라고 줄 세우면 도망 다녔었는데.

❷ 33세 이 모 씨 이야기

질 분비물에서 냄새가 나서 근처 산부인과를 찾았다. 산부인과 의사가 마지막 월경 날짜, 성관계 유무 등을 묻다가 마지막으로 자궁경부암 검진을 언제 했는지 물었다. 뭔가 받긴 받았었는데, 그게 난소 검사였나? 자궁경부암 검사였나? 헷갈리고 당황스러웠다. 기억이 안 난다고 말했다. 그럼 받은 적이 아예 없냐며 나라에서 안내하는 검진이 있었을 거라고 의사가 물었다. 건강검진 때문에 산부인과 의자에 앉아 무언가 검사받았던 기억이 나긴 하는데…. 그런데 그게 많이 중요한 걸까?

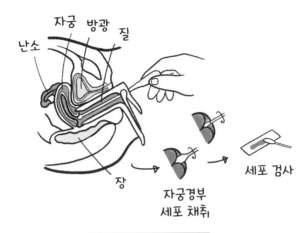

난소 자궁 방광 질

장 자궁경부 세포 채취 세포 검사

자궁경부암 검사 과정

자궁경부암子宮頸部癌, Cervical cancer은 자궁경부에 생기는 암이다. 자궁경부암은 한순간에 생기지 않는다. 자궁경부에 서서히 생긴 세포변형이 수년에 걸쳐 가속화되면 걷잡을 수 없는 정도의 자궁경부암이 된다. 다른 암과 마찬가지만, 암으로 진단받으면 전이 여부에 따라 치료에 걸리는 시간과 고통, 노력 등이 많이 따른다.

하지만 다행히도 자궁경부암은 얼마든지 미리 발견하고 쉽게 치료할 수 있다. 자궁경부암 여부를 판단하는 방법인 자궁경부 세포진 검사는 다른 암 검진에 비해 과정이 간단하다. 질경을 이용해 질 입구를 벌리면 바로 자궁경부가 보인다. 마취 없이 1~2분이면 검사가 가능하다. 실제로 자궁경부암 검사를 처음 받으러 오신 분들이 막상 검사가 끝나면 "벌써 끝났어요?" 하고 많이들 물어본다. '잠깐 동안 무엇을 한 것일까?' '어떻게 암 여부를 이렇게 간단히 파악할까?' 하며 의문을 갖기도 한다.

예리한 솔로 자궁경부 세포를 긁어 채취한 다음, 슬라이드에 놓고 세포의 모습이 정상인지, 세포변형이 있는지, 암세포인지 판단한다. 떨어져 나온 자궁경부 세포에서 암이 의심이 되는 경우 대부분 실제로 암인 경우가 많다.

문제는 잘못된 음성 결과가 나오는 위음성율(僞陰性率, False negative rate)이 높다는 점이다. 암이 아니라는 결과가 나와도 실제 암 전 단계이거나 암일 수 있다. 채취한 세포 일부분이 정상이어도 다른 부분이 비정상일 수 있기 때문으로, 이것이 자궁경부 세포진 검사의 한계이다. 따라서 이를 보완하기 위해서 우리가 할 수 있는 것은 다음과 같다.

정기검진을 꾸준히 받아야 한다

1년에 한 번 정도 자궁경부 세포진 검사를 정기적으로 받으며 잘못된 검사 결과가 나올 가능성을 낮추는 것이다. 자궁경부암 은 비교적 서서히 진행되기 때문에 1년에 한 번, 이것이 어렵다면 2년에 한 번 정도라도 정기검진을 받으면 늦기 전에 이상 증상을 찾아낼 수 있다.

인유두종 바이러스 검사를 해보는 것이 좋다

최근 연구에 따르면 인유두종 바이러스 여부가 자궁경부 세포의 변형 여부 및 정도에 결정적 영향을 미친다. 즉, 암과 관계된 고위험군 인유두종 바이러스가 발견되지 않으면 자궁경부에 세포변형이 일어날 확률이 극히 낮아진다. 반대로 고위험군 인유두종 바이러스가 발견되면 당장은 아니더라도 앞으로 세포변형이 일어날 확률이 높기에 적극 검진을 받고 치료도 받아야 한다.

눈으로 직접 자궁경부의 상태를 확인하는 검사도 해볼 수 있다

'자궁경부 확대 촬영술'이라 불리는 시술로, 자궁경부를 눈으로 직접 확인하는 검사도 있다. 자궁경부 세포에 변형이 생기면 혈관이 발달하고, 하얀 각질이 생기는 등 특유의 변형 증상이 나타난다. 하지만 개인마다 자궁경부의 형태가 다르고 호르몬 등 각종 원인에 의해서도 세포변형이 생기기 때문에, 눈으로 봤을 때 암과 관련된 세포변형이 의심되어도 실제로는 암이 아닌, 단순변형인 경우가 많다. 따라서 자궁경부 확대 촬영술은 자궁경부 세포진 검사를 보완해주는 보조적인 검사 방법 정도로 이용된다.

　자궁경부 세포진 검사에서 자궁경부 확대 촬영술까지. 어떤 방법이든 검사하기 위해선 자궁경부를 봐야 한다. 의사가 질경으로 질 입구를 넓히고 자궁경부를 보는 과정이 불편하고 민망하기도 하다. 그런데 생각을 조금만 달리 해보면, 위내시경과 대장내시경 등 우리 몸속을 들여다보는 검사들이 대부분 아프고 민망하다. 하지만 질경*을 넣는 과정에서 조금 불편할 뿐, 예리한 솔로 세포를 긁어내는 과정에선 통증이 전혀 없다. 자궁경부 표면에는 통증세포가 없어서 분비물을 채취해도 통증이 느껴지지 않는 것이다. 1분도 안 되는 잠깐의 통증과 불편함으로 암이 생기기 전에 상태를 미리 파악할 수 있는 자궁경부 세포진 검사는 꼭 받자.

* 성경험이 없는 환자의 경우 질경 삽입이 어려워 자궁경부를 제대로 관찰하지 못하고 분비물만 살짝 채취한다. 이 때문에 검사의 정확도가 많이 떨어진다. 하지만 성경험이 없으면 자궁경부에 인유두종 바이러스가 들어와 있거나, 자궁경부에 세포변형이 있을 확률이 많이 낮기 때문에 검사의 정확도가 떨어져도 크게 걱정할 필요는 없다.

자궁경부암 예방백신과 의문

❶ 11세 여성의 이야기

국가에서 시행한다고 해서 엄마와 자궁경부암 예방백신을 맞으러 왔는데, 많이 아프고 두 번이나 맞아야 한다고 들었다. 꼭 맞아야 하는지 모르겠지만 일단 얼떨결에 왔다.

❷ 22세 여성의 이야기

이미 성경험이 있는데 자궁경부암 예방백신을 맞아야 하는지 산부인과에 문의했다. 성경험을 비롯한 성적 접촉이 있기 전에 맞는 것이 더 좋지만 접촉 이후라도 빨리 맞는 게 좋다는 답변을 받았다. 성경험 때문에 혹여라도 지금 내몸에 인유두종 바이러스가 들어와 있다면 예방백신을 맞는 게 의미 없는 거아니냐고 물었다.

❸ 34세 여성의 이야기

성관계 후 피가 나서 산부인과에 갔다. 자궁경부 세포진 검사를 언제 했냐고 물어서, 자궁경부암 예방백신을 맞아서 검사는 한 번도 안 했다고 했다.

....

자궁경부암 예방백신과 관련된 다양한 사례다. 정확하게 이야기하면 자궁경부암 예방백신은 자궁경부암의 원인이 되는 인유두종 바이러스의 예방백신이다. 주로 서바릭스 2가, 가다실 4가, 가다실 9가 백신을 많이 맞는데 이 백신 명칭에서 숫자는 예방할 수 있는 인유두종 바이러스의 개수이다. 다만 백신마다 각기 다른 특징과 강점이 있기에 꼭 숫자가 클수록 더 효과가 좋다고 볼 수는 없다.

한편, 현실적으로 자궁경부가 어디인지 모르는 사람도 많아 자궁경부암 예방백신에 대해서는 더 낯설거나 헷갈려 한다. 관련된 의문을 하나씩 살펴보자.

자궁경부암 예방백신 접종 주기는 언제가 가장 알맞을까?

서바릭스 2가 백신을 맞는 경우에는 최초 접종 1개월 후 2차 접종을, 2차 접종 후 5개월이 지나면 3차 접종을 해야 한다. 가다실 4가 혹은 가다실 9가 백신을 맞는 경우에는 최초 접종 2개월 후에 2차 접종을, 2차 접종 후 4개월 후에 3차 접종을 해야 한다. 접종 시기를 놓쳐도 1차에서 3차까지 모두 1년 안에만 이루어지면 된다.

가끔 2차 접종 시기를 앞당기면 안 되는지 문의하는 경우가 있는데, 백신 접종 시 1차와 2차, 2차와 3차 사이 간격은 최소한의 간격을 의미한다. 다음 접종 예정일보다 살짝 늦는 것은 괜찮지만 이것보다 빨리 맞으면 백신 효과가 제대로 발휘되지 않는다.

참고로 만 14세 이하라면 2회 접종으로도 충분한 항체가 생성된다.

이미 성경험이 있는데 자궁경부암 예방백신을 맞아야 할까?

이미 성성험이 있고 특정 종류의 인유두종 바이러스가 있어도 재감염의 위험을 예방하기 위해 자궁경부암 예방백신을 맞는 것이 좋다. 다양한 인유두종 바이러스에 노출될 가능성이 크기 때문이다.

약 80퍼센트의 여성이 살면서 한 번쯤은 인유두종 바이러스에 노출된다. 우리몸의 면역체계가 들어온 바이러스를 제거하지만, 재감염을 막지는 못한다. 따라서 인유두종 바이러스에 감염되었다가 자연스럽게 치유되었어도 또다시 같은 종류의 인유두종 바이러스에 감염될 수 있다. 그러나 자궁경부암 예방백신을 맞으면 이미 들어와 있는 인유두종 바이러스를 우리 몸의 면역체계가 더 쉽게 제거한다는 연구 결과도 있다.

　현실적으로 자궁경부 이상 증상이 여성에게서 더 잘 나타난다는 이유로 남성보다 여성에게만 예방이 더 강조되어 온 게 사실이다. 하지만 남성이 자궁경부암 예방백신을 맞으면 상대 여성의 자궁경부 이형성증 발병 확률이 떨어진다. 최근에서야 남성도 자궁경부암 예방백신을 맞아야 한다는 인식이 서서히 퍼지고 있다.

자궁경부암 예방백신을 맞았으면 자궁경부 세포진 검사를 받지 않아도 될까?

그래도 받는 것이 좋다. 인유두종 백신으로 모든 종류의 인유두종 바이러스를 예방할 수는 없기 때문이다. 고위험군 인유두종 바이러스 위주로 예방이 되며 항체가 잘 안 생기는 경우도 있다. 통상 자궁경부암 예방백신의 자궁경부암 예방률은 약 70퍼센트이다.

자궁경부암 예방백신의 부작용은 없을까?

자궁경부암 예방백신의 부작용과 관련해서 아직까지 정확한 인과관계가 밝혀지지 못했다. 좀 더 연구가 이루어져야 할 부분이다.

일본에서 자궁경부암 예방백신을 맞은 청소년이 신경학적 이상 증상을 일으켜 자궁경부암 예방백신의 안전성에 대한 논의가 활발히 벌어진 적이 있다. 세계에서 제일 먼저 국가적으로 예방접종을 시작한 영국에서도 10년간 약 8만 건의 크고 작은 부작용에 대한 보고가 있었다. 하지만 단순히 백신 자체 때문인지 아니면 다른 요인으로 인한 복합적인 원인이 작용했는지 명확하게 밝혀지지 않은 상태다. 백신이 사용된 지 이제 10년밖에 되지 않아서인지 20년 이상의 영구적인 백신 효과의 지속 여부도 아직 의문으로 남아 있다.

하지만 이상 증상이 나타나는 빈도는 극히 적으며, 그 원인이 자궁경부암 예방백신 때문이라고 확언할 수 없기에 70퍼센트의 자궁경부암 예방 효과를 위해 자궁경부암 예방백신을 맞는 것이 좋다. 2014년 2월 세계보건기구 산하 국제백신안전성자문위원회는 "자궁경부암 예방백신의 안전성에는 문제가 없다"고 밝혔다. 대한산부인과학회도 이 의견을 따르고 우리나라에서도 국가예방접종에 자궁경부암 예방백신이 포함된 상태다.

자궁경부암에 대한 오해와 편견

자궁경부암은 문란해서 생긴다?

결론부터 말하자면 아니다. 많은 사람과 성관계를 여러 번 가질
수록 다양한 인유두종 바이러스에 감염될 수 있고 그러다 보면
고위험군의 암과 관계된 타입의 감염이 이루어질 수도 있다. 하
지만 단 한 사람과의 성관계를 통해서도 고위험군의 인유두종
바이러스는 감염될 수 있다. 실제 내원 환자 중에서도 오직 한
사람과 성적 접촉이 있었는데 성관계 후 비정상적인 질출혈이
있었고, 검사 결과 자궁경부암인 경우도 있었다. 정기검진을 받
아야 하는 이유다.

자궁경부암은 못사는 나라의 병이다?

과거에 자궁경부암은 단순히 못사는 나라의 병이라고 여겨졌
다. 자궁경부암 발생의 구체적인 원인은 모른 채, 성생활과 관
련된 암이라고 여겨지던 중 인유두종 바이러스가 발견되고 나
서야 이를 막을 콘돔 사용이 저조할수록 유병률이 높다는 것이
밝혀졌다.

인유두종 바이러스라는 뚜렷한 원인을 찾은 뒤에서야 관련 백신이 개발되고 콘돔 사용이 더욱 권장되었다. 또한 과거보다 검진이 발달하면서 암 전 단계에서 인유두종 바이러스를 발견하여 치료하는 경우가 늘었다.

인유두종 바이러스

자궁경부암에 걸린 99.7의 사람들에게서 공통으로 발견되는 바이러스가 바로 인유두종 바이러스HPV virus이다.

인유두종 바이러스는 사람의 피부 각질층이나 점막에 침투하는 바이러스다. 하위유형에는 140여 개의 종류가 있는데 그중 50여 개가 생식기에서 주로 나타난다. 성적 접촉으로 감염이 되며 그 외에 손이나 구강, 외성기 접촉 등의 피부 접촉으로도 감염될 수 있다. 성생활을 하는 여성의 약 80퍼센트 이상이 인유두종 바이러스 감염에 걸릴 확률이 있다.

인유두종 바이러스가 검출이 되면 성병인지 묻는 사람들이 많다. 성적 접촉이 주 감염 경로이지만 다른 성병들과는 다르다. 대부분 뚜렷한 증상 없이 바이러스가 살다가 2년 이내에 자연스럽게 없어지기 때문이다. 인유두종 바이러스는 주로 피부로 침투해 감염 후 70퍼센트는 1년 이내에, 90퍼센트는 2년 이내에 자연스럽게 소실된다. 감염되었을 때 바이러스가 피부층에 머물며 딱히 몸에 영향을 미치지 않다가 면역체계 덕에 없어지는 것이다. 실제로 인유두종 바이러스에 걸린 사람조차 본인의 감염 여부를 인지하지 못하고 지내기도 한다. 단, 5~10퍼센트의 확률로 몸 밖으로 배출되지 않는 인유두종 바이러스가 문제를 일으킨다. 이 바이러스가 DNA에 들어가 종양을 유발하는 유전자 역할을 하여 비정상적인 세포가 자라도록 촉진하고 또 그 세포를 통해 바이러스를 재생산한다. 이런 과정으로 비정상적인 세포가 계속 증가하면 암 전 단계의 세포변형인 전암 병변이 생기고 시간이 지나 암이 된다.

인유두종 바이러스에 감염될 수 있는 신체 부위는 자궁경부뿐만이 아니다. 성적 접촉으로 항문, 외음부 등의 피부가 감염되면 외음부암, 항문암이 발생할 수 있다. 또한 구강성교로 구강이나 편도, 인후두에도 전염될 수 있다. 담배가 인유두종 바이러스 감염과 악성화에 영향을 미치기 때문에, 흡연하면 더 안 좋은 영향이 미칠 수 있다. 임신 중이라면 분만 과정 중에 태아에 전염될 가능성도 있다. 따라서 예방이 최우선이기에 자궁경부암 예방백신을 권한다.

난소암 검사

난소암은 자궁경부암과 달리 조기검진으로 정확한 결과를 얻기가 어렵다.

골반초음파 검사로 난소암 존재가 확인되는 경우는 대부분 난소암이 꽤 진행된 후이다. 난소암 초기는 눈으로 잘 보이지 않는 경우가 많다. 또한 진행 경과가 빠른 경우도 있고 1단계, 2단계, 3단계 등으로 순차적으로 진행되지 않는 점 역시 난소암을 초기 단계에 발견하기 어려운 이유이다.

피를 뽑아 난소암 발병 여부를 검사하는 방법(종양표지자 검사)이 있긴 하지만 신뢰도가 그리 높지 않아 정상이라는 결과가 나왔어도 백 퍼센트 난소암이 아니라고는 확언하기 힘들다. 아직까진 획기적이고 정확한 난소암 검사 방법은 없지만 골반초음파와 종양표지자 검사를 병행해볼 수 있다.

소음순에 대한 소문

성관계를 많이 하면 소음순이 커지고 검게 변한다?

핑크빛 소음순이 가장 예쁘고 좋다?

전혀 사실무근인데 이렇게 믿는 사람이 꽤 많은 현실이 정말 아리송하다. 그만큼 소음순이 사람들에게 낯설기 때문이 아닐까 생각한다. 손, 얼굴, 배 등 겉으로 보이는 신체 부위에 비해 소음순 생김새는 독특해 보일 수 있다. 분명한 것은 피부가 두꺼운 사람도 있고 얇은 사람이 있듯 소음순 역시 그 크기와 모양, 색깔 등이 개인마다 다르다는 것이다.

특히 성관계를 하면 소음순 색과 크기가 변한다는 오해가 있는데, 전혀 사실이 아니다. 소음순이 검게 변하는 이유는 성관계 빈도가 아니라 사춘기 이후 자연스럽게 변하는 호르몬의 영향 때문이다. 크기가 큰 것도 유전적인 영향으로, 역시 성관계 빈도와 무관하다. 사춘기가 지나 성인이 되면서 얼굴 모양이 조금씩 달라지듯 소음순도 계속적으로 자라나 성인이 되면 각기 다른 모양과 크기를 가지게 된다. 물론 꽉 끼는 속옷을 자주 입거나 다리를 꼬는 습관 등 다양한 외부적인 요인이 모양에 영향을 주기도 한다.

그런데 자신의 소음순에 불만을 가지고 있는 경우가 생각보다 많다. 소음순 수술 상담을 받아보고 싶어 20대 후반의 여성이 내원한 적이 있다.

....

👩 "소음순 때문에 불편한 증상이 있으세요?"

🧒 "아니요. 그런건 아닌데… 제 소음순이 큰 건 아닌지 갑자기 걱정이 되어서요."

👩 "한번 볼게요."

그분의 소음순은 지극히 평범한 크기였다.

👩 "제가 볼 때는 소음순은 크지도 작지도 않은데, 소음순이 자주 붓고 아프거나 불편한 점이 있으세요?"

🧒 "아니요. 갑자기 샤워하다 제 소음순이 문득 너무 큰 건 아닌지 걱정이 되어서요."

👩 "걱정할 필요 없는 것 같아요. 괜찮습니다."

....

산부인과 진료를 받으면서도 크고 검은 소음순을 문제 삼으며 수술을 하고 싶다는 사람도 많다. "소음순 수술을 해야 할까요?"라고 묻는 것은 "쌍커풀이 없는 사람이 쌍커풀 수술을 꼭 해야 하나요?"라고 묻는 것과 비슷하다. 눈꺼풀이 처지면서 속눈썹이 눈을 자꾸 찌르게 되면 안검하수 수술을 하게 된다. 소음순 수술도 마찬가지다. 소음순이 커서 꽉 끼는 옷을 입을 때 압박감을 느끼거나 불편할 때, 소음순에 피부염이 자주 발생할 때, 성관계 시 삽입에 방해되거나 통증이 있을 때 소음순 수술을 고민해볼 수 있다. 또한 불편함은 없지만 쌍커풀이 갖고 싶어 성형하는 사람이 있는 것처럼, 딱히 불편하지 않아도 자신의 소음순이 마음에 들지 않는다면 모양이나 크기를 바꾸는 수술을 할 수는 있다.

소음순은 질의 입구에 위치한 피부이기에 질염이 소음순과 관계될 거라고 오해하는 경우도 있다. 하지만 질염은 소음순의 모양, 크기와는 상관이 없다. 질염을 예방하기 위해 소음순 수술을 할 필요는 전혀 없다.

'소음순은 작고 분홍빛이어야 예쁘고 좋다'는 말도 안 되는 편견은 어디서 생긴 것일까? 개인마다 생김새가 다른 것은 당연한데 말이다. 소문이 틀리다는 것을 모두가 알고 각자 자신의 모습을 사랑하게 되었으면 좋겠다.

처녀막재생수술

신혼 첫날밤 여성이 흘린 피로 '처녀성'을 판단하는 악습이 지금 이 순간에도 세계 어딘가에선 계속되고 있다는 해외 토픽을 접하고 놀란 적이 있다. 더욱 놀라운 것은, 남성이 여성에게서 피가 안 나자 처녀가 아니라며 결혼을 취소하겠다고 한 사건이었다. 본인의 정자를 받아 임신할 여성은 그 씨족을 이어야 하기에 다른 사람의 성기 삽입으로 오염되어 있으면 안 된다며 말이다.

남의 나라 이야기 같지만 불과 몇십 년 전만 해도 남성과 여성이 하룻밤을 지내게 되면 원치 않는 결혼을 했었고, 여성에게만 혼전 순결이 강요됐었다. 유독 여성에게만 강요되는 순결과 처녀성은 여성을 동등한 인격체로 보지 않고 임신과 출산의 도구로 보는 시각에서 비롯되었다. 그러나 여성도 남성과 똑같이 성적인 쾌락을 위해 성관계할 수 있으며 이는 당연한 권리이다.

처녀막은 하단부에서 질 입구 일부를 막고 있는 얇은 막이다. 처녀막이라는 이름 때문에 흔히들 질벽 전체를 덮고 있는 막으로 오인하는 경우가 많은데, 실제로 그렇다면 월경혈이 밖으로 나올 수가 없다. 선천적으로 처녀막이 막힌 채 태어나는 경우가 있는데 이를 '무공처녀막'이라 부르고 처녀막 사이에 공간을 만드는 수술을 한다.

처녀막재생수술을 문의하는 경우가 생각보다 많다. 처녀막재생수술은 찢어져 있는 처녀막을 동그란 원형의 막으로 복원하는 수술이다. 성관계하면 봉합해놓은 부분이 찢어지면서 출혈이 발생한다. 대부분 처음 성관계를 하는 것처럼 출혈이 있게 하기 위해서 이 수술을 받는다.

기억해야 한 것은, 성관계를 맺고 피가 나야 첫경험이라고 절대 단정 지을 수 없다는 점이다. 처녀막은 꼭 성관계뿐 아니라 자전거를 타는 등 일상에서도 파열될 수 있다. 한편 성관계를 해도 처녀막이 찢어지지 않고 그대로 있는 경우도 있다.

에필로그

　2015년 임신출산육아 전문 팟캐스트 〈맘맘맘〉을 시작했습니다. 예비 임산부, 임산부 등에게 산부인과 지식을 공유하고 서로 소통하는 창구였지요. 늘상 진료실에서 해오던 이야기들이었고 온갖 인터넷과 서적에 정보가 많았던 터라, 내가 말로 전하는 이야기가 새롭거나 흥미로울 거라고 전혀 생각하지 못했어요.

　하지만 제 입을 통해 나온 이야기는 누군가에게는 소소하지만 유용한 알짜 정보가 되었습니다. 새로운 정보를 알게 되어 기쁘다는 반응과 사연을 받으며 신났던 기억이 있습니다. 당연히 다 알고 있다고 생각하는 부분에서도 큰 시각 차이를 느꼈고, 증상을 겪는 당사자 입장에서는 막연한 불안감과 공포심이 굉장히 크다는 것도 알게 되었습니다.

　비단 임신뿐일까요? 임신 시 겪게 되는 불편한 증상은 그래도 비교적 편하게 이야기하고 물어볼 수 있지요. 하지만 부인과적인 증상에 대해서는 누군가에게 편하게 물어보거나 이야기하기 어렵습니다. 바로 잘못된 정보에서 온 편견이 여전히 상당하기 때문입니다. 실제 저조차도 산부인과 의사라고 제 자신을 소개했을 때 누군가 대뜸 "야하네요"라고 농담 아닌 농담을 한 적도 있습니다. 건강검진 차 산부인과에 방문했더니 "임신했나보다" "문란하다"는 오해를 샀다는 여성 연예인들의 사연도 적지 않습니다. 사회적인 분위기가 많이 변하고 성에 대해, 성역할에 대한 시각도 많이 변해가고 있지만 아직도 편협한 시각은 여기저기 많이 남아 있습니다.

그래서 이야기하고 싶었습니다. 오해와 편견 없이 보통의 여성의 월경이 어떤지, 성생활이 어떤지, 자궁과 난소에는 이떤 증상과 질병이 생길 수 있는지를 말입니다.

진료실에서 다양한 연령대의 여성들을 만나고 그들이 증상에 대처하는 방식을 지켜보면서 '기회가 되면 좀 천천히 편하게 많은 이야기를 나누면 좋을 텐데…' 하는 생각을 많이 했습니다. 특히 부인과적인 정보를 알고 있으면 좀 더 내 몸을 아끼고 소중히 할 수 있을 것 같습니다.

진료실에서 해주고 싶었던 많은 말들 중에 잠시 스치는 산부인과 의사로서, 쑥스러워서 하지 못한 말이 있어요.

"당신은 소중합니다."

"무엇보다 당신을 소중히 아끼고 스스로를 지키세요."

"숨기지 마세요. 괜찮습니다."

"당신만이 아닌, 우리 모두의 고민입니다."

좋은 본보기가 되어 가르침을 주는 가족들, 친구들, 동료들께 제 곁에 있어주셔서 감사하다는 말을 전합니다.

하루하루 감사하며 살겠습니다.

참고문헌

○ 부인과학(제5판) / 대한산부인과학회 / 고려의학 / 2015년

○ 부인과 내분비학 / 김정구. 최훈 공편 / 군자출판사 / 2012년

○ Berek & Novak's Gynecogly(16th edition) / Jonathan S. Berek / Lippincott Williams Wilkins / 2019년

○ Clinical Gynecologic Endocrinology and Infertility(8th edition) / Leon Speroff and Marc A.Fritz / Lippincott Williams Wilkins / 2010년

○ Harrison's principles of intenal medicine(19th edition) Vol.2 / Dennis L. Kasper, Anthony S. Fauci, Stephen L. Hauser, Dan L. Longo, J. Larry Jameson, Joseph Loscalzo / McGraw Hill Professional / 2015년

내 친구가 산부인과 의사라면
이렇게 물어볼 텐데